HOW THE BRAIN WORKS

"万物的运转"百科丛书
精品书目

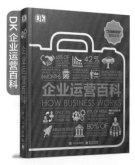

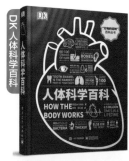

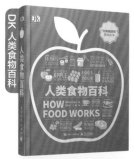

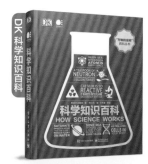

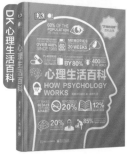

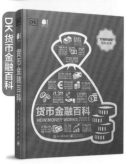

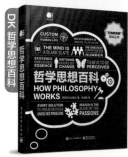

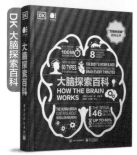

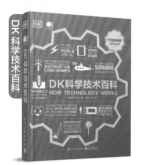

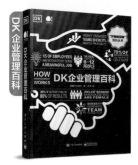

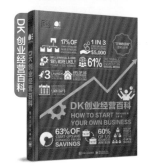

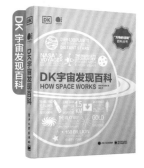

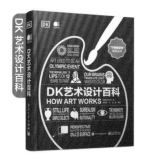

更多精品图书陆续出版，
敬请期待！

"万物的运转"百科丛书

大脑探索百科
HOW THE BRAIN WORKS

英国DK出版社　著

林　瑶　译

周靖程　张瑜廉　审校

电子工业出版社.

Publishing House of Electronics Industry

北京·BEIJING

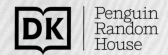

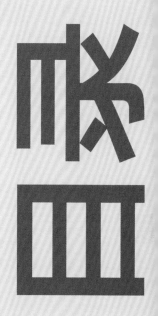

Original Title: How the Brain Works

Copyright © 2020 Dorling Kindersley Limited

A Penguin Random House Company

本书中文简体版专有出版权由Dorling Kindersley Limited授予电子工业出版社。未经许可，不得以任何方式复制或抄袭本书的任何部分。

版权贸易合同登记号　图字：01-2020-5374

图书在版编目（CIP）数据

大脑探索百科 / 英国DK出版社著；林瑶译. —北京：电子工业出版社，2021.10
（"万物的运转"百科丛书）
书名原文：How the Brain Works
ISBN 978-7-121-41702-3

Ⅰ.①大… Ⅱ.①英… ②林… Ⅲ.①大脑—普及读物 Ⅳ.①R338.2-49

中国版本图书馆CIP数据核字（2021）第153846号

责任编辑：郭景瑶
文字编辑：李　影
特约编辑：薛颖萍
印　　刷：鸿博昊天科技有限公司
装　　订：鸿博昊天科技有限公司
出版发行：电子工业出版社
　　　　　北京市海淀区万寿路173信箱　邮编：100036
开　　本：850×1168　1/16　印张：14　字数：448千字
版　　次：2021年10月第1版
印　　次：2024年3月第2次印刷
定　　价：128.00元

凡所购买电子工业出版社图书有缺损问题，请向购买书店调换。若书店售缺，请与本社发行部联系，联系及邮购电话：（010）88254888，88258888。

质量投诉请发邮件至zlts@phei.com.cn，盗版侵权举报请发邮件至dbqq@phei.com.cn。

本书咨询联系方式：（010）88254210，influence@phei.com.cn，微信号：yingxianglibook。

www.dk.com

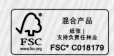

物质脑

脑的功能和感觉

未来
的脑

脑的疾病

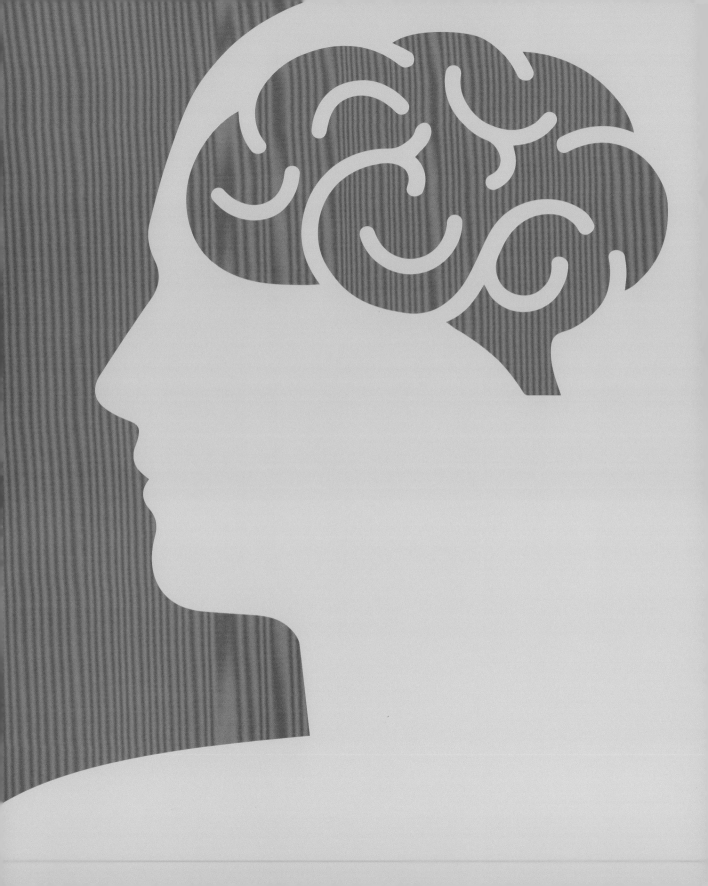

物质脑

脑的功能

脑是身体的控制中心。它协调我们生存所需的基本功能，控制身体的运动，处理感官数据。同时，脑也对我们一生的记忆进行编码，创造了意识、想象和自我感知。

脑可以感受疼痛吗?

尽管脑组织可记录来自身体其他部位的疼痛，但它没有疼痛感受器，无法感受到自身的疼痛。

物质脑

宏观来讲，人类的脑看起来是一个坚实的、粉灰色的固体。它主要由脂肪（约占60%）构成，密度略高于水。然而，研究脑形态和功能的神经科学家认为，脑作为一个器官，是由300多个独立但密切相连的区域组成的。微观来讲，脑由大约1600亿个细胞组成，其中一半是神经元或称神经细胞，另一半是胶质细胞或称支持细胞。

重量
成人的脑平均重1.2～1.4千克，约占人体总体重的2%。

脂肪
脑的干重是60%的脂肪。这些脂肪大部分以覆盖神经元间连接的鞘的形式存在。

水
脑的含水量占比为73%，而整个人体的含水量占比则接近60%。脑的平均含水量约为1升。

体积
脑的体积随着年龄的增长而减小，其平均体积为1130～1260立方厘米。

灰质
大约40%的脑组织是灰质，灰质是紧密堆积的神经元胞体。

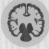
白质
大约60%的脑组织是白质。白质由细长的、像电线一样包裹在髓鞘中的神经纤维构成。

左脑和右脑

人们常说脑的一侧（半球）支配着对侧躯体，这种支配对人的性格会产生影响。例如，有这样一种说法，即逻辑型的人常使用他们的左脑，而艺术型（逻辑性较弱）的人则依赖于他们的右脑。但这是一种极端的过分简化的例子。诚然，左脑和右脑在功能上是不一样的，例如语言中枢通常位于左脑，但大多数健康人的思想活动则有赖于左、右脑同时参与。

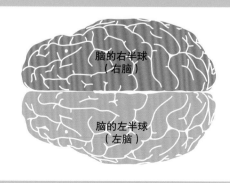
脑的右半球（右脑）
脑的左半球（左脑）

记忆
脑负责对语义知识库、关于世界的一般事实，以及个人生活经历进行记忆。记忆通过编码过去有用的信息来帮助人们未来更好地生存。

运动
肌肉依靠相同类型的电冲动进行收缩，这些电冲动携带着脑和身体之间的神经信号。所有肌肉运动都是由神经信号触发的，但是意识脑区对它的控制是有限的。

情绪
大多数情绪理论认为，当我们遇到令人困惑的事情或危险的情况时，情绪是一种预先设定的行为方式，可增加我们的生存机会。还有一些人则认为情绪是动物的本能，也会渗透到人类的意识中。

控制
身体的基本系统，如呼吸、血液循环、消化和排泄，都在脑的最终控制之下。脑试图调整它们的速度以适应身体的需要。

脑可以做什么？
身体和脑之间的关系一直是科学家和哲学家争论的话题。在古埃及，脑被认为是一个散热系统，而心脏则是情感和思想的中心。尽管我们最重要的感觉仍然被描述为"发自内心的"，但神经科学表明，脑驱动着身体的所有活动。

交流
人脑独有的特征是拥有控制语言表达和相关肌肉运动的语言中枢。同时，人脑还有一个预测系统，用于理解别人正在说什么。

思考
脑是思考和想象的场所。思考是一种认知活动，它使我们能够解释周围的世界，而想象力则帮助我们在没有感官数据输入的情况下思考各种可能性。

感官体验
来自全身的信息在脑中进行处理，从而形成一幅关于身体周围环境的详尽图像。脑可以过滤掉大量被认为无关紧要的感官数据。

如果脑外层的所有褶皱被抚平，它将覆盖大约2300平方厘米的区域

身体中的脑

　　脑是人体神经系统的主要组成部分，它将身体的动作与接收到的感官信息协调起来。

神经系统

　　神经系统的两个主要组成部分是中枢神经系统和周围神经系统。中枢神经系统由脑和脊髓组成，脊髓是一束从脑到骨盆的神经纤维。从这个系统分支出来的是周围神经系统，即一个遍布身体其他部位的神经网络。周围神经系统按功能可划分为两部分：处理身体自主运动的躯体神经系统和处理无意识功能的自主神经系统。

遍布全身各处

神经系统遍布全身，十分复杂。如果人体的所有神经以端到端进行连接，可以绕着地球转2.5圈。

颅骨对脑起到保护作用

脑

脊髓

周围神经系统的脊神经与中枢神经系统的脊髓相连接

脊髓走行向后向下，穿过脊柱

周围神经从躯干和四肢延伸到手脚

坐骨神经是人体最大、最长的神经

感觉神经与运动神经常常伴行，而在末端分开

脊神经

大多数周围神经在脊髓处与中枢神经系统相连，并在连接处发出分支。其后支将感觉数据传回至脑，而前支则将运动信号传输到身体。

脊髓

运动神经元

感觉神经

脊柱

脊神经

保护脊髓的椎骨

脊柱（后视图）

颅神经

　　在周围神经系统中，有12条颅神经直接连接脑，而不是脊髓。大部分颅神经与眼睛、耳朵、鼻子和舌头相连，也参与面部运动、咀嚼和吞咽。而迷走神经直接与心脏、肺和消化器官相连。

信号沿视神经直接传输到脑

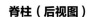

脊髓

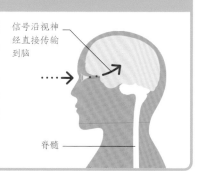

图例

● 中枢神经系统（CNS）

● 周围神经系统

自主神经系统

自主神经系统通过控制消化系统和其他部位的非自主肌肉，以及心率、呼吸频率、体温和代谢过程来维持身体的内部状态。自主神经系统分为两部分：交感神经系统通常起到促进身体活动的作用，并参与所谓的"战斗或逃跑"反应；副交感神经系统的工作原理与之相反，负责减少身体的活动，使之回到"休息和消化"的状态。

躯体神经系统的总长度约为72千米

交感神经系统
这些神经从胸部和腹部的脊髓中发出，并与沿着脊柱两侧延伸的神经节（神经束）相连。随后，神经从二者连接处延伸到全身各处。

副交感神经系统
主要与颅神经有关。这部分自主系统的工作是减少身体休息时的能量消耗，同时也与性唤起、哭泣和排便有关。

眼睛　　眼睛
肺　　肺
动脉　　动脉
心脏　　心脏
肝脏　　肝脏
胃　　胃
小肠　　膀胱
膀胱　　小肠

人类和动物的脑

脑是我们人类这个物种的定义性特征之一。将人脑与其他动物的脑进行比较，我们可以发现脑的大小与智力之间的关联以及动物的脑解剖结构与生活方式之间的关联。

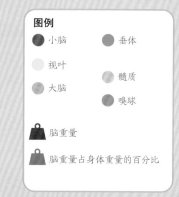

图例
- 小脑
- 垂体
- 视叶
- 髓质
- 大脑
- 嗅球

- 脑重量
- 脑重量占身体重量的百分比

脑的大小

脑的大小表明它的总处理能力。例如，蜜蜂的脑包含100万个神经元，尼罗河鳄鱼有8000万个神经元，而人类的脑大约有800亿～900亿个神经元。脑的大小与智力的联系很紧密。然而，对于体形较大的动物来说，比较脑和身体的相对大小也是很重要的，这样可以更细致地分析其认知能力。

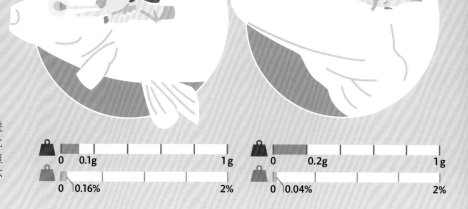

比较脑的大小
比较脑的大小有两种方法：按总重量进行比较和按脑占体重的百分比进行比较。抹香鲸的脑最大，重达7.8千克，但这个重量相对它45吨的体重来说，就不值一提了。

金鱼

| 0 | 0.1g | 1g |

| 0 | 0.16% | 2% |

牛蛙

| 0 | 0.2g | 1g |

| 0 | 0.04% | 2% |

脑的形状

所有的脑都位于头部且靠近初级感觉器官。然而，把动物的脑想象成人脑在大小和结构上的雏形是错误的。所有脊椎动物的脑都遵循同样的发育规律，但解剖结构差异很大，为的是适应不同的感官和行为需求。在无脊椎动物（占所有动物的95%）中，大脑的形态更加多样。

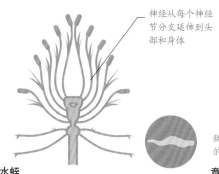

神经从每个神经节分支延伸到头部和身体

甜甜圈形状的脑

水蛭
在水蛭的神经系统中，10000个细胞排列成一系列被称为神经节的细胞簇。水蛭的脑是一个巨大的神经节，有350个神经元，位于身体的前部。

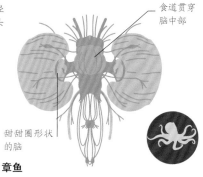

食道贯穿脑中部

章鱼
章鱼的脑包含5亿个神经元，其中只有三分之一在头部，其余的则分布于触手和皮肤。分布于触手和皮肤的神经元负责感官和运动控制。

不同的比例

所有哺乳动物的脑都有相同的构成，但生长比例不同。大鼠的脊髓占中枢神经系统体积的三分之一，说明其对反射运动的依赖。相比之下，人类的脊髓仅占比十分之一，而大脑占比近四分之三。

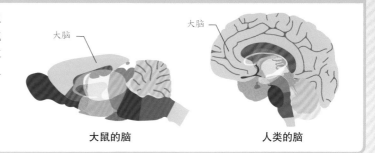

大脑

大脑

大鼠的脑

人类的脑

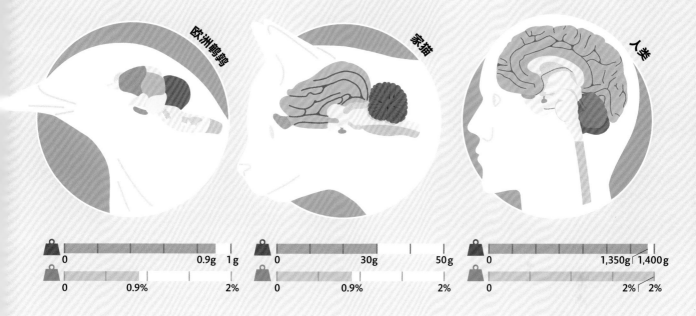

欧洲鶺鸰

家猫

人类

| 0 | | | | | | | | | 0.9g | 1g |

| 0 | | | | | | | | | 30g | 50g |

| 0 | | | | | | | | | 1,350g | 1,400g |

| 0 | | 0.9% | | 2% |

| 0 | | 0.9% | | 2% |

| 0 | | | 2% | 2% |

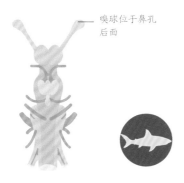

嗅球位于鼻孔后面

鲨鱼
鲨鱼的脑是Y形的，两侧都有巨大的嗅球。鲨鱼追踪猎物主要依靠嗅觉。

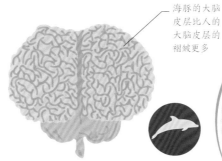

海豚的大脑皮层比人的大脑皮层的褶皱更多

海豚
在海豚的脑中，听觉和视觉中枢比人脑中的更大、更紧密。有人认为，这有助于海豚更好地利用声呐系统创造精神意象。

所有动物都有脑吗？

海绵（一种海洋动物）根本没有神经细胞，而水母和珊瑚有网状的神经系统，但没有中枢控制点。

保护脑

重要的器官一般位于身体的核心部位并得到安全的保护，但由于脑位于身体顶端，因此它需要有自己的保护系统。

颅骨

头部的骨头统称为颅骨，细分为头盖骨和下颌骨，并由最高的颈椎和颈部肌肉组织支撑。颅骨形成一个完全围绕在脑周围的骨性结构。颅骨由22根骨头组成，在生命的早期稳定地融合在一起，形成一个单一、坚硬的结构。然而，颅骨大约有64个洞，被称为孔，孔中有神经和血管通过。此外，颅骨还有8个充满空气的腔或称窦，以减轻颅骨的重量。

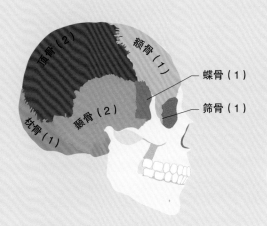

顶骨（2）
额骨（1）
蝶骨（1）
筛骨（1）
颞骨（2）
枕骨（1）

成对的骨
脑被8块大骨头包围，颅骨的两侧各有一对顶骨和一对颞骨。其余14块颅骨构成面部骨骼。

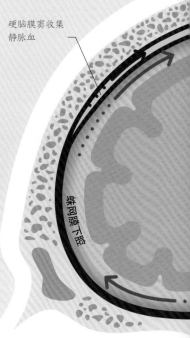

硬脑膜窦收集静脉血

蛛网膜下腔

2 **脑脊液的流向**
脑脊液从脑室流入蛛网膜下腔，然后从蛛网膜下腔向上移动并越过脑前部。

脑脊液

脑不会直接接触到颅骨，而是悬浮在脑脊液中。这种在颅骨内循环的透明液体在脑周围形成一个缓冲层，当头部受到撞击时可起到保护脑的作用。此外，漂浮的脑不会在自身重力的作用下变形，否则会限制血液流向内部较低区域。脑脊液的含量也会发生变化，以维持颅骨内的最佳压力。减少脑脊液的体积可以降低颅骨内的压力，继而促进血液在脑中的流动。

脑里的水是什么？
当颅骨中脑脊液太多时，就会出现脑积水。脑积水会使颅骨内的压力升高，从而影响脑的功能。

脑膜和脑室
脑被三层膜（脑膜）包围：软脑膜、蛛网膜和硬脑膜。脑室的空腔中充斥着脑脊液，脑脊液在蛛网膜下腔（位于软脑膜和蛛网膜之间）围绕脑的外部进行循环。

脑脊液持续生成，且每6～8小时更新一次

血脑屏障

由于血脑屏障系统的存在，发生于身体其他部位的感染一般不会到达脑部。通常身体其他部位的毛细血管很容易将含有病菌的液体渗透到周围组织中，这是因为构成血管壁的细胞之间存在间隙。但在脑部，这些细胞之间的连接非常紧密，且脑中的物质流动由包围血管的星形胶质细胞控制。

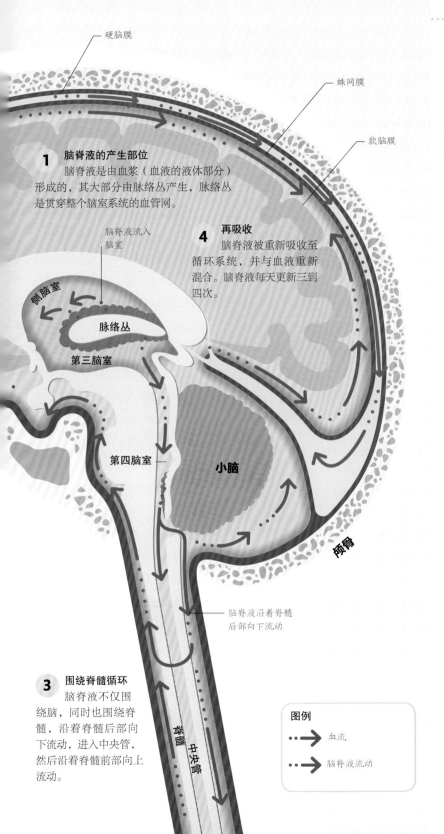

硬脑膜

蛛网膜

软脑膜

1 脑脊液的产生部位
脑脊液是由血浆（血液的液体部分）形成的，其大部分由脉络丛产生，脉络丛是贯穿整个脑室系统的血管网。

脑脊液流入脑室

4 再吸收
脑脊液被重新吸收至循环系统，并与血液重新混合。脑脊液每天更新三到四次。

侧脑室

脉络丛

第三脑室

第四脑室

小脑

颅骨

脑脊液沿着脊髓后部向下流动

3 围绕脊髓循环
脑脊液不仅围绕脑，同时也围绕脊髓，沿着脊髓后部向下流动，进入中央管，然后沿着脊髓前部向上流动。

脊髓

中央管

图例
···▶ 血流
··▶ 脑脊液流动

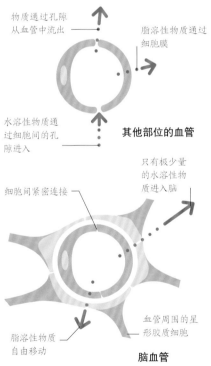

物质通过孔隙从血管中流出

脂溶性物质通过细胞膜

水溶性物质通过细胞间的孔隙进入

其他部位的血管

只有极少量的水溶性物质进入脑

细胞间紧密连接

脂溶性物质自由移动

血管周围的星形胶质细胞

脑血管

选择性渗透
液体很容易通过其他部位的血管。氧、脂类激素和非水溶性物质可不受阻碍地通过血脑屏障，但水溶性物质则会被阻止进入，以防它们到达脑脊液。

为脑提供燃料

脑是一个耗能较多的器官。与身体其他器官不同的是，它完全依靠葡萄糖提供能量。葡萄糖是一种单糖，很容易被代谢。

血液供应

心脏为全身供血，它所泵出的血液有六分之一会被输送至脑部。血液通过两条主要动脉到达脑部。位于颈部两侧的两条颈动脉将血液输送到脑的前部（以及眼睛、面部和头皮），而脑的后部则由穿过脊柱的椎动脉供血。乏氧血随后在脑窦中积聚，脑窦是由流经脑的静脉扩大而成的空间。脑窦的血液通过颈内静脉从脑中流出，并沿着颈部向下运输。

血管系统每分钟向脑部输送750毫升血液，相当于为每100克脑组织输送50毫升血液。如果血液供应量降到大约20毫升或以下，脑组织就会停止工作。

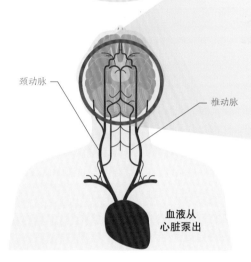

集中注意力会消耗更多的能量吗？

脑从不会停止工作。一天24小时中，脑的总体能量消耗几乎保持不变。

颈动脉

椎动脉

血液从心脏泵出

跨越血脑屏障

血脑屏障是脑与其血液供应之间的物理和代谢屏障。血脑屏障可为脑提供额外的保护，以防止感染。正常的免疫系统很难抵御脑部的感染，这种感染可能导致人脑以危险的方式运转。物质可通过6种方式跨过血脑屏障，除此之外再没有别的方式。

细胞旁转运途径
水和水溶性物质，如盐和离子（带电原子或分子），可以穿过毛细血管壁细胞之间的小空隙。

扩散
（血脑屏障的）细胞被一层脂肪膜包围，因此，脂溶性物质，包括氧气和酒精，可在细胞内扩散。

细胞壁
物理性血脑屏障是由脑中构成毛细血管壁的细胞形成的。在身体的其他部位，这些细胞之间的连接较为松散，会留下一些空隙或松散的连接。而在脑中，这些细胞之间的连接则很紧密。

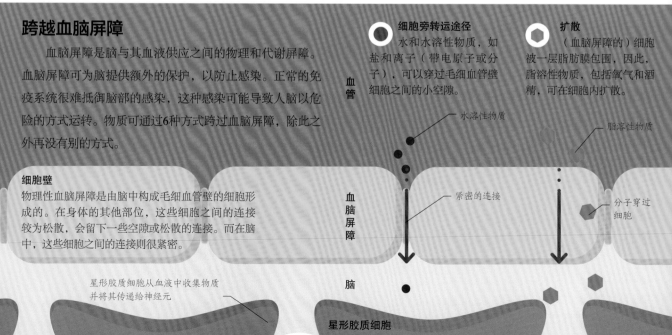

血管

血脑屏障

脑

水溶性物质

脂溶性物质

紧密的连接

分子穿过细胞

星形胶质细胞从血液中收集物质并将其传递给神经元

星形胶质细胞

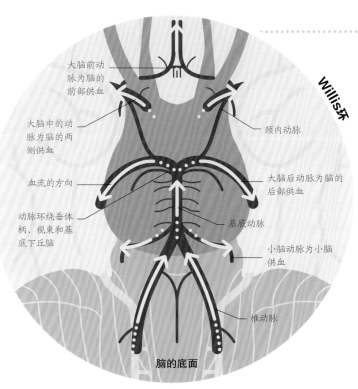

大脑前动脉为脑的前部供血

大脑中的动脉为脑的两侧供血

血流的方向

动脉环绕垂体柄、视束和基底下丘脑

颈内动脉

大脑后动脉为脑的后部供血

基底动脉

小脑动脉为小脑供血

椎动脉

Willis环

脑的底面

脑动脉环（Willis环）
颈动脉和椎动脉通过交通动脉在脑的底部相连，形成一个被称为Willis环的血管环。这一特征可确保即使其中一条动脉被阻断，脑的血液流动也能得到维持。

葡萄糖燃料

虽然人脑仅占人体总重量的2%，却消耗人体20%的能量。运转中的人脑是一个"昂贵"的器官，但是聪明的大脑带来的好处使这样的"投资"变得很划算。

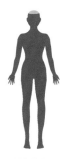

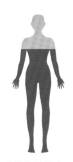

脑的大小：
占2%

脑的能量需求：
占20%

每7分钟，人体的全部血液供应就会流经脑部一次

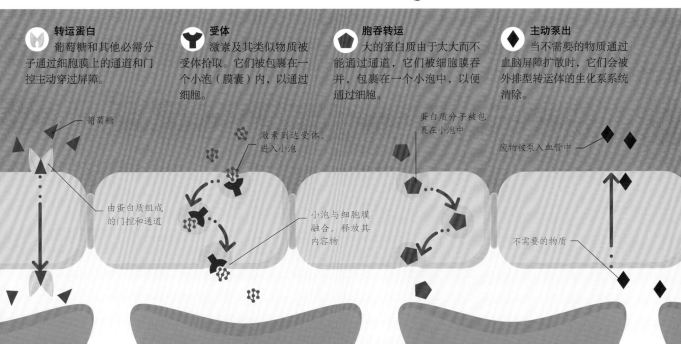

转运蛋白
葡萄糖和其他必需分子通过细胞膜上的通道和门控主动穿过屏障。

受体
激素及其类似物质被受体拾取。它们被包裹在一个小泡（膜囊）内，以通过细胞。

胞吞转运
大的蛋白质由于太大而不能通过通道，它们被细胞膜吞并，包裹在一个小泡中，以便通过细胞。

主动泵出
当不需要的物质通过血脑屏障扩散时，它们会被外排型转运体的生化泵系统清除。

葡萄糖

激素到达受体，进入小泡

蛋白质分子被包裹在小泡中

废物被泵入血管中

由蛋白质组成的门控和通道

小泡与细胞膜融合，释放其内容物

不需要的物质

脑细胞

脑和其他神经系统都包含一个被称为神经元的细胞网络。神经元的作用是把神经信号以电脉冲的形式在脑和身体之间传递。

神经元

大多数神经元都有一个独特的分支形状，由几十条直径仅为几百万分之一米的细丝从细胞体延伸到附近的细胞。这些分支被称为树突，它将分支信号带入细胞，而被称为轴突的单个分支则将信号传递给下一个神经元。神经元与神经元之间有一个叫作突触的小间隙，在那里，电信号将停止传递。细胞间的通信是通过化学物质的交换进行的，这种化学物质称为神经递质。有些神经元之间存在有效的物理连接，不需要神经递质来交换信号。

灰质

脑分为灰质和白质。灰质由神经元细胞体构成，常见于脑的表面。白质由这些神经元的有髓轴突捆绑成束，穿过脑的中部，沿着脊髓向下。

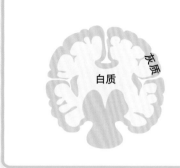

灰质

白质

神经元的类型

神经元有多种类型，不同的神经元有不同的轴突和树突的组合形式。其中，双极神经元和多极神经元是两种常见的神经元，二者均有各自的特定任务。还有一种单极神经元，仅存在于胚胎中。

树突像触角一样从邻近的神经细胞收集信号

轴突可以有几厘米长

电冲动从一个髓鞘段跳到下一个髓鞘段，加速了神经信号的传输

树突比轴突短，通常只有五千万分之一米长

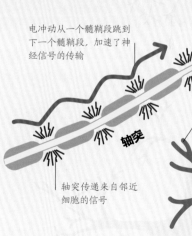

轴突

轴突传递来自邻近细胞的信号

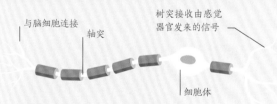

与脑细胞连接

轴突

树突接收由感觉器官发来的信号

细胞体

双极神经元

这种类型的神经元有一个树突和一个轴突。双极神经元可传递来自身体主要感觉器官的特殊信息。

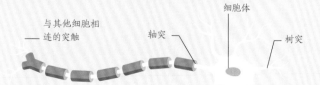

与其他细胞相连的突触

轴突

细胞体

树突

多极神经元

多数脑细胞均是多极神经元，这些神经元有多个树突，可与上百个，甚至上千个细胞进行连接。

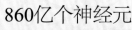

人类的脑大约包含
860亿个神经元

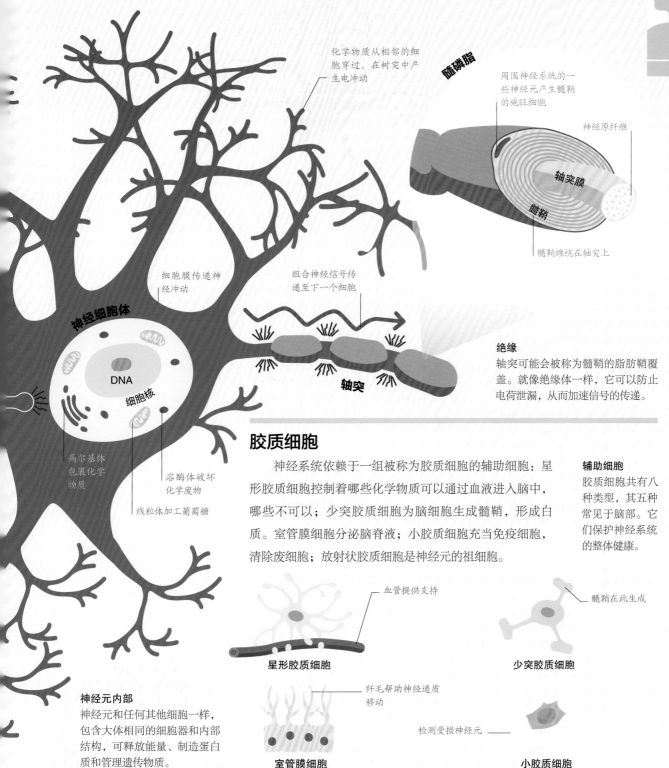

化学物质从相邻的细胞穿过，在树突中产生电冲动

髓磷脂

周围神经系统的一些神经元产生髓鞘的施旺细胞

神经原纤维

轴突膜

髓鞘

髓鞘缠绕在轴突上

细胞膜传递神经冲动

组合神经信号传递至下一个细胞

神经细胞体

DNA

细胞核

高尔基体包裹化学物质

溶酶体破坏化学废物

线粒体加工葡萄糖

轴突

绝缘
轴突可能会被称为髓鞘的脂肪鞘覆盖。就像绝缘体一样，它可以防止电荷泄漏，从而加速信号的传递。

胶质细胞

神经系统依赖于一组被称为胶质细胞的辅助细胞：星形胶质细胞控制着哪些化学物质可以通过血液进入脑中，哪些不可以；少突胶质细胞为脑细胞生成髓鞘，形成白质。室管膜细胞分泌脑脊液；小胶质细胞充当免疫细胞，清除废细胞；放射状胶质细胞是神经元的祖细胞。

辅助细胞
胶质细胞共有八种类型，其五种常见于脑部。它们保护神经系统的整体健康。

血管提供支持

髓鞘在此生成

星形胶质细胞

少突胶质细胞

纤毛帮助神经递质移动

检测受损神经元

室管膜细胞

小胶质细胞

神经元内部
神经元和任何其他细胞一样，包含大体相同的细胞器和内部结构，可释放能量、制造蛋白质和管理遗传物质。

神经信号

脑和神经系统的工作原理是通过细胞发送信号，就像电荷脉冲一样，在细胞之间也可以通过一种叫作神经递质的化学信使传递信号。

动作电位

神经元通过产生一个动作电位（钠和钾离子通过细胞膜而产生的电流激增）来发送信号。它沿着轴突向下运动，刺激邻近细胞树突上的受体。细胞间的连接被称为突触。在许多神经元中，电荷由轴突和树突之间一种被称为神经递质的化学物质传输，并从轴突末端释放。所释放的信号可能会引起邻近的神经元放电，但也可能会阻止其放电。

神经如何传递不同的信息？

接收细胞有不同类型的受体，对不同的神经递质产生反应。根据发送和接收的神经递质及其数量的不同，"信息"也有所不同。

一些神经冲动的速度超过100米/秒

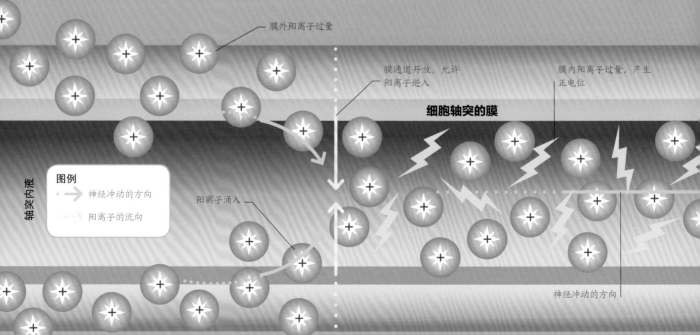

膜外阳离子过量

膜通道开放，允许阳离子进入

膜内阳离子过量，产生正电位

细胞轴突的膜

轴突内液

图例
→ 神经冲动的方向
⇢ 阳离子的流向

阳离子涌入

神经冲动的方向

1 静息电位
当神经元处于静止状态时，膜外的阳离子比膜内的多。这会引起跨膜极化或电位的差异，即静息电位。细胞内外的电位差大约是-70毫伏，细胞膜外为正极。

2 去极化
细胞体的化学变化允许阳离子通过细胞膜进入细胞，这使得轴突的电位差发生逆转，此时细胞膜内的电位高于细胞膜外的电位，电位差为+30毫伏。

突触

有些神经元之间没有物理连接。相反，它们之间有一种被称为突触的细胞结构。突触存在于一个神经元的轴突（突触前细胞）和另一个神经元的树突（突触后细胞）之间约四百亿分之一米的间隙处，该间隙被称为突触间隙。电脉冲携带的编码信号在轴突的顶端或末端转换成化学信息。这些信息以一种被称为神经递质的分子形式进行传递，这些分子穿过突触间隙，被树突接收。还有一些神经元有电突触而不是化学突触，这些神经元之间存在有效的物理连接，不需要神经递质在它们之间传递电荷。

神经毒剂

一些化学武器，如诺维乔克和沙林，通过干扰神经递质在突触上的行为而起作用。神经毒剂可以通过吸入或与皮肤接触而起作用。神经毒剂通过阻止突触清除与肌肉控制有关的乙酰胆碱，使心脏和肺等器官的肌肉瘫痪。

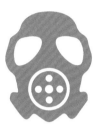

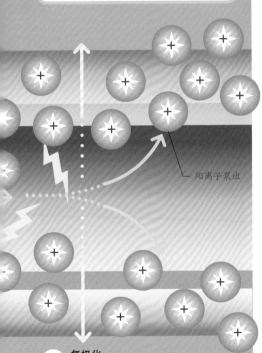

3 复极化
轴突的一个区域发生去极化，随后相邻的区域也经历相同的过程。同时，细胞将阳离子泵出细胞膜，以使膜电位复极化至静息电位。

1 化学储备
神经递质是在神经元的细胞体中产生的。它们沿着轴突到达轴突末端，并在那里被包裹成膜囊或小泡。在这个阶段，轴突末梢的膜与轴突的其他部位具有相同的电位。

2 接收信号
当一个动作电位沿着轴突向下传递时，其终点是轴突末端，并在此处暂时使细胞膜去极化。这种电位改变可使细胞膜上的蛋白通道开放，带正电荷的钙离子流入细胞。

3 释放信息
细胞内的钙离子引发了一个复杂的过程，使囊泡向细胞膜移动。一旦到达那里，囊泡就会释放神经递质，使之进入细胞间隙。有些神经递质会扩散并穿过间隙，与树突上的受体相结合。神经递质可以通过刺激树突形成动作电位，也可以通过抑制树突形成动作电位。

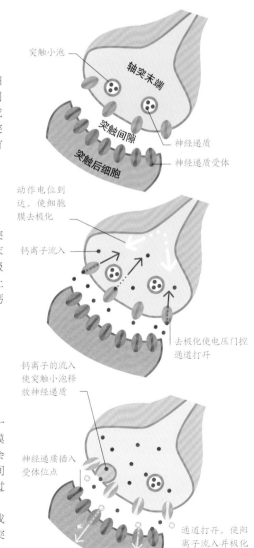

突触小泡
轴突末端
突触间隙
神经递质
突触后细胞
神经递质受体

动作电位到达，使细胞膜去极化
钙离子流入
去极化使电压门控通道打开

钙离子的流入使突触小泡释放神经递质
神经递质插入受体位点
通道打开，使阳离子流入并极化细胞

阳离子泵出

脑的化学物质

虽然脑中的信息交流依赖于沿着线状神经细胞飞速传递的电脉冲，但这些神经细胞的激活，以及它们引发的精神和身体状态，受到被称为神经递质的化学物质的很大影响。

技术成瘾和药物成瘾是一样的吗？

不，技术成瘾更像暴饮暴食。玩电子游戏时多巴胺释放量可增加75%，而摄入可卡因时可增加350%。

神经递质

神经递质在突触处（位于一个细胞的轴突和另一个细胞的树突之间的狭小间隙）是活化的。一些神经递质是兴奋性的，这意味着它们有助于继续将电性神经冲动传递到接收它们的树突。抑制性神经递质则起相反的作用，它们会产生一个升高的负电位，通过阻止细胞膜去极化来阻止神经冲动的传递。还有一些被称为神经调节剂的神经递质，可调节脑中其他神经元的活动。神经调节剂停留在突触上的时间更长，所以有更多的时间去影响神经元。

神经递质的类型	
神经递质至少有100种类型，以下列举一小部分。一个神经递质是兴奋性的还是抑制性的，取决于释放它的前一个神经元。	
神经递质的化学名	**通常的突触后效应**
乙酰胆碱	多数为兴奋性的
γ-氨基丁酸（GABA）	抑制性的
谷氨酸	兴奋性的
多巴胺	兴奋性的和抑制性的
去甲肾上腺素	多数为兴奋性的
血清素	抑制性的
组胺	兴奋性的

药物

改变精神和生理状态的化学物质，无论它是合法的还是非法的，都是通过与神经递质的相互作用起作用。例如：咖啡因会阻断腺苷受体，从而起到提神的作用；酒精会刺激γ-氨基丁酸（GABA）受体并抑制谷氨酸，从而抑制神经活动；尼古丁会激活乙酰胆碱的受体，使注意力提高、心率加快和血压升高。酒精和尼古丁都会增加脑中的多巴胺，而多巴胺数量的增加是导致人们高度成瘾的原因。

	药物类型	效应
	兴奋剂	一种可刺激特定神经递质受体的化学物质，可增强其效应
	拮抗剂	一种与兴奋剂相反的分子，可抑制与神经递质相关的受体的作用
	回收抑制剂	一种阻止神经递质被释放该递质的神经元再吸收的化学物质，从而导致兴奋性反应

黑寡妇蜘蛛的毒液会促进乙酰胆碱这种神经递质的释放，导致肌肉痉挛

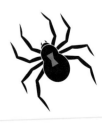

酒精的长期效应

　　长期大量饮酒会改变情绪、知觉、行为和神经心理功能。酒精的抑制作用既能刺激GABA，又能抑制谷氨酸，降低脑的活动。它还通过释放多巴胺触发脑的奖赏中心，在某些情况下导致人们成瘾。

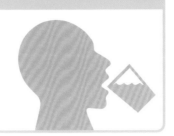

图例

● 多巴胺

● 可卡因

多巴胺和可卡因
可卡因通过对脑中的突触神经递质多巴胺产生作用而起效。

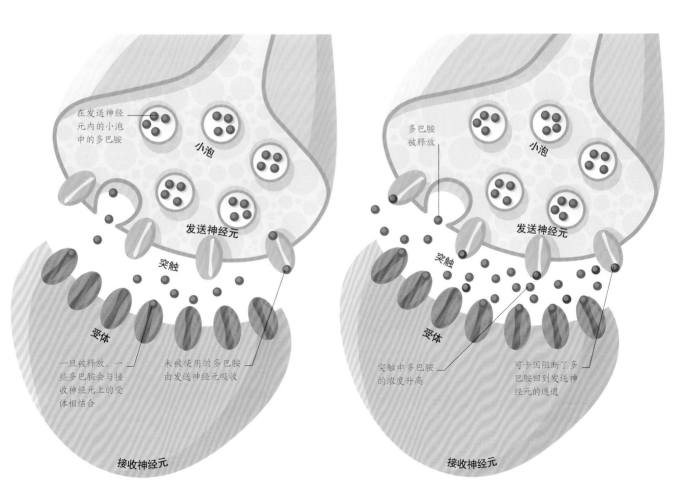

在发送神经元内的小泡中的多巴胺

小泡

发送神经元

突触

受体

一旦被释放，一些多巴胺会与接收神经元上的受体相结合

未被使用的多巴胺由发送神经元吸收

接收神经元

多巴胺被释放

小泡

发送神经元

突触

受体

突触中多巴胺的浓度升高

可卡因阻断了多巴胺回到发送神经元的通道

接收神经元

正常的多巴胺水平
多巴胺是一种与感觉愉悦有关的神经递质。它激发了想要重复获得奖赏感觉的行为的冲动，这种冲动可能导致成瘾。当一些多巴胺分子与接收神经元上的受体结合时，未被使用的多巴胺会被泵回发送神经元并被再次包裹起来，从而被循环使用。

可卡因的使用
可卡因分子抑制了多巴胺的再摄取。在正常情况下，多巴胺被释放后，便会进入突触并与接收神经元上的受体结合。然而可卡因阻断了多巴胺循环的再摄取泵，因此神经递质以更高的浓度积累，增强了对接收神经元的作用。

脑中的网络

有人认为，人类脑中的神经和细胞连接类型会影响其处理感觉认知，执行认知任务和储存记忆。

连接脑

脑如何记忆和学习的主导理论可以用"细胞一起触发，相互连接"来概括。这个理论表明细胞间的反复交流使得它们之间的连接更强，从而在脑中出现一个与特定思维过程，如运动、思考或记忆相关的细胞网络。

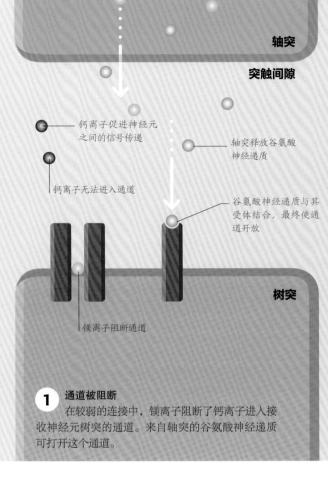

轴突

突触间隙

钙离子促进神经元之间的信号传递

轴突释放谷氨酸神经递质

钙离子无法进入通道

谷氨酸神经递质与其受体结合，最终使通道开放

树突

镁离子阻断通道

图例

⚪ 镁离子		▮ 通道	
⚫ 钙离子		▮ 谷氨酸受体	
⚪ 谷氨酸神经递质			

突触权重

在很少使用的连接上，通道被镁离子堵塞。当网络中两个神经元之间的连接强度增加时，通道被打开，而突触上的受体数量增加。

1 通道被阻断

在较弱的连接中，镁离子阻断了钙离子进入接收神经元树突的通道。来自轴突的谷氨酸神经递质可打开这个通道。

神经的可塑性

脑的网络不是固定的，会随着心理和生理过程而发生适应性改变。这意味着，当脑将注意力集中在另一件事情上，并与其他细胞形成新的网络时，与旧的记忆或不再使用的技能相关的网络便会逐渐减弱。神经科学家认为脑是可塑的，脑细胞和它们之间的连接可以根据需要进行多次改造。神经可塑性帮助脑恢复因脑损伤而丧失的能力。

强突触　　　弱突触

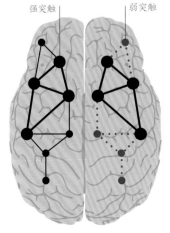

脑的网络

脑的默认网络模式是什么？

脑的默认网络模式是一组脑区域在执行注意等任务时表现出低活动水平，但在清醒且没有从事特定的脑力活动时表现出高活动水平。

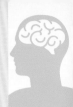

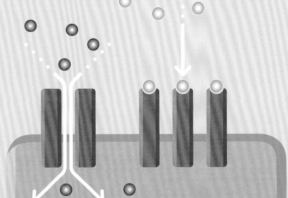

接收更多神经递质

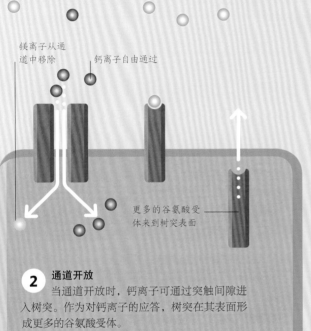

镁离子从通道中移除

钙离子自由通过

更多的谷氨酸受体来到树突表面

2 **通道开放**
当通道开放时，钙离子可通过突触间隙进入树突。作为对钙离子的应答，树突在其表面形成更多的谷氨酸受体。

3 **更多的受体**
随着越来越多的受体被活化，树突可拾取更多神经递质。因此，从相邻轴突发送的信号都会被增强接收。

小世界网络连接

脑细胞不是以规则的形式连接的，也不是以随机的形式连接的。脑细胞的连接表现出一种小世界网络的连接形式，脑细胞较少与直接相邻的脑细胞连接，而是与附近的脑细胞相连。这种网络连接形式使脑细胞之间的总体连接距离更短，且更紧密。

据估计，人脑860亿个神经元之间有100万亿个连接

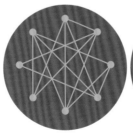

随机连接
随机连接善于进行远距离连接，不善于连接附近的细胞。

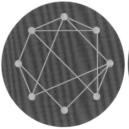

小世界网络连接
小世界网络连接具有良好的局部和远距离连接优势。与另外两个连接方式相比，在小世界网络连接中，脑细胞之间的连接更紧密。

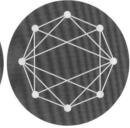

晶格连接
通过将每个细胞与其邻近的细胞连接起来，晶格连接缩小了远距离连接的范围。

脑的解剖

人脑是一个几乎全部由神经元、神经胶质细胞和血管组成的复杂软组织团，分为外层、皮层和其他特殊结构。

脑的划分

脑分为三个不相等的部分：前脑、中脑和后脑。这种划分基于它们在胚胎脑中的发育方式，但同时也反映了它们各自在功能上的差异。在人脑中，前脑占主导地位，占脑重量的近90%，与感觉和高级执行功能有关。前脑下面的中脑和后脑更多地参与决定生存的基本身体功能，如睡眠和警觉。

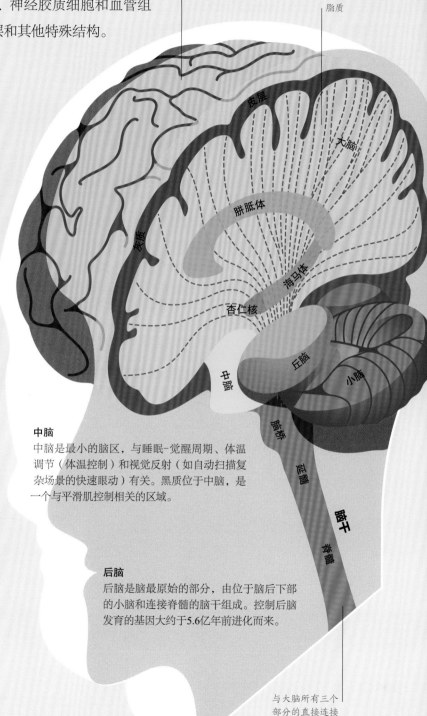

前脑的表层为灰质，由未受保护的神经元构成

白质束，神经纤维表面的髓鞘含有类脂质

皮层

大脑

胼胝体

海马体

灰质

杏仁核

丘脑

小脑

中脑

脑桥

延髓

脑干

脊髓

中脑
中脑是最小的脑区，与睡眠-觉醒周期、体温调节（体温控制）和视觉反射（如自动扫描复杂场景的快速眼动）有关。黑质位于中脑，是一个与平滑肌控制相关的区域。

后脑
后脑是脑最原始的部分，由位于脑后下部的小脑和连接脊髓的脑干组成。控制后脑发育的基因大约于5.6亿年前进化而来。

与大脑所有三个部分的直接连接都在脊髓中

脊神经

人体共有31对脊神经，这些脊神经从每根椎骨上方的脊髓分支出来，并以与它们相连的脊椎部位命名。

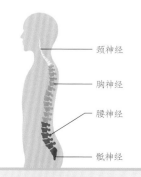

颈神经

胸神经

腰神经

骶神经

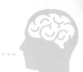

大脑半球

大脑由两个半球组成，这两个半球由一个被称为大脑纵裂的间隙分开。然而，大脑的两个半球通过胼胝体保持广泛的连接。尽管并非所有的功能都需要两个半球同时执行，但每个半球均是另一个半球的镜像。

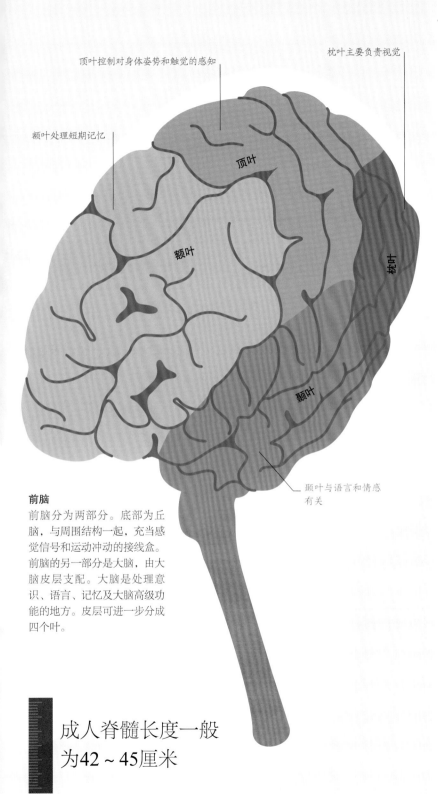

顶叶控制对身体姿势和触觉的感知

枕叶主要负责视觉

额叶处理短期记忆

顶叶

额叶

枕叶

颞叶

颞叶与语言和情感有关

前脑

前脑分为两部分。底部为丘脑，与周围结构一起，充当感觉信号和运动冲动的接线盒。前脑的另一部分是大脑，由大脑皮层支配。大脑是处理意识、语言、记忆及大脑高级功能的地方。皮层可进一步分成四个叶。

成人脊髓长度一般为42～45厘米

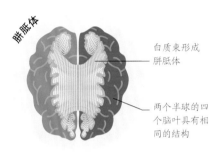

胼胝体

白质束形成胼胝体

两个半球的四个脑叶具有相同的结构

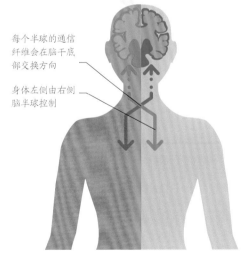

每个半球的通信纤维会在脑干底部交换方向

身体左侧由右侧脑半球控制

左脑和右脑

脑和身体是反向连接的，这意味着左脑处理身体右侧的感觉和运动，而右脑处理身体左侧的感觉和运动。

皮层

皮层是形成脑可见表面的一个薄薄的外层。它有几个重要的功能，包括处理感官数据和语言。同时，它也能生成我们对世界的有意识的体验。

功能

皮层是一个多层的神经元层，其细胞体位于顶部。神经科学家把皮层分成几个区域，这些区域的细胞在一起工作，执行特定的功能。通过研究与脑功能丧失有关的脑损伤的位置、追踪细胞之间的联系，以及对脑活动的扫描，我们可以得知不同区域的皮层所执行的不同功能。

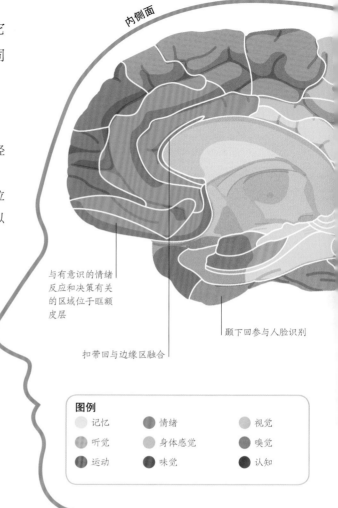

内侧面

与有意识的情绪反应和决策有关的区域位于眶额皮层

扣带回与边缘区融合

颞下回参与人脸识别

什么是颅相学？

这是19世纪的伪科学。该学说认为头部的形状与脑结构、特定能力和个性相关。

图例

记忆	情绪	视觉
听觉	身体感觉	嗅觉
运动	味觉	认知

褶皱和凹槽

大脑皮层是所有哺乳动物脑的共同特征，但人脑因其高度折叠的外观而与众不同。大量褶皱增加了皮层的总表面积，从而为皮层区域提供了更大的空间。褶皱中的凹处称为沟，而凸起处则称为回。每一个人的脑都有相同的沟回模式，神经科学家用沟回来描述大脑皮层的特定位置。

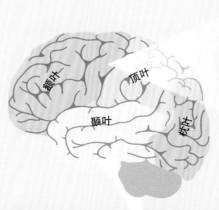

额叶　顶叶

颞叶　枕叶

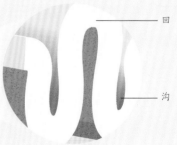

回

沟

脑叶的划分
大脑皮层的两个叶之间的边界是由深深的脑沟形成的。额叶在中央沟与顶叶汇合，而颞叶则从一个叫作侧裂的沟开始。

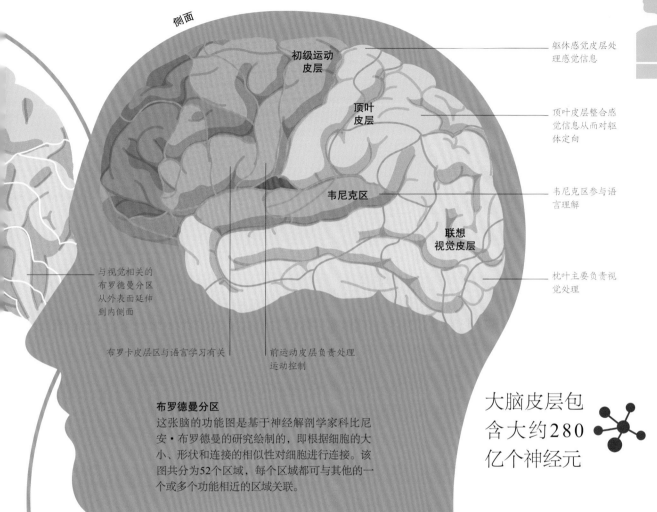

侧面

初级运动
皮层

顶叶
皮层

韦尼克区

联想
视觉皮层

躯体感觉皮层处
理感觉信息

顶叶皮层整合感
觉信息从而对躯
体定向

韦尼克区参与语
言理解

枕叶主要负责视
觉处理

与视觉相关的
布罗德曼分区
从外表面延伸
到内侧面

布罗卡皮层区与语言学习有关

前运动皮层负责处理
运动控制

布罗德曼分区
这张脑的功能图是基于神经解剖学家科比尼
安·布罗德曼的研究绘制的，即根据细胞的大
小、形状和连接的相似性对细胞进行连接。该
图共分为52个区域，每个区域都可与其他的一
个或多个功能相近的区域关联。

大脑皮层包
含大约280
亿个神经元

细胞结构

　　大脑皮层分为六层，总厚度为
2.5毫米。每一层都包含不同类型的
皮质神经元，它们可接收信号，并
将信号发送到皮质的其他区域及脑
的其他部位。信号的不断传递使脑
的各个部位都能意识到其他地方发
生了什么。人脑中一些较原始的部
位，如海马体皱褶，则只有三层。

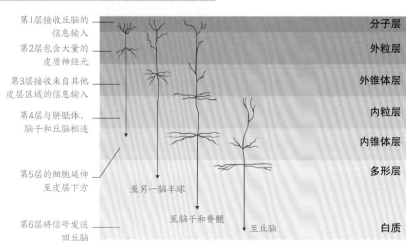

第1层接收丘脑的
信息输入

第2层包含大量的
皮质神经元

第3层接收来自其他
皮层区域的信息输入

第4层与脑脉体、
脑干和丘脑相连

第5层的细胞延伸
至皮层下方

第6层将信号发送
回丘脑

至另一脑半球

至脑干和脊髓

至丘脑

分子层

外粒层

外锥体层

内粒层

内锥体层

多形层

白质

大脑皮层的分层

脑核

在脑解剖学中，脑核是指一簇具有可辨别功能的神经细胞团，这些细胞通过白质束互相连接。

基底神经节和其他核团

这是一组被统称为基底神经节的重要核团，位于前脑内，同时与丘脑和脑干之间有很强的连接。这些核团与学习、运动控制和情感应答相关。所有的颅神经都在脑核处与脑相连。还有一些脑核位于下丘脑、海马体、脑桥、延髓等部位。

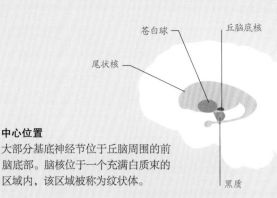

中心位置
大部分基底神经节位于丘脑周围的前脑底部。脑核位于一个充满白质束的区域内，该区域被称为纹状体。

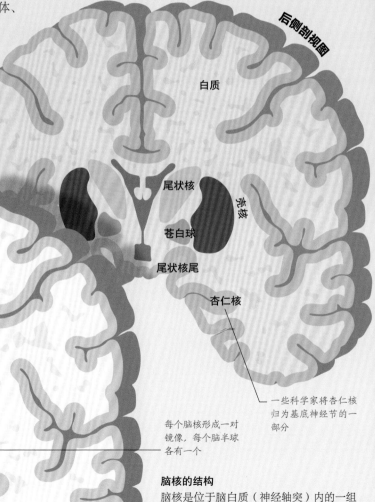

一些科学家将杏仁核归为基底神经节的一部分

每个脑核形成一对镜像，每个脑半球各有一个

中脑黑质与精细运动控制有关

脑核的结构
脑核是位于脑白质（神经轴突）内的一组灰质（神经细胞体）簇。大多数脑核没有膜，所以肉眼看上去似乎与周围的组织融为一体。

脑干中有哪些脑核?

脑干中包含12对脑核中的10对。这些脑核为舌头、喉部、面部肌肉等提供运动和感觉功能。

脑有30多组脑核，大部分左右成对

基底神经节不同区域的功能	
区域	功能
尾状核	一种运动处理中心，包括对运动模式的程序性学习和对反射动作的有意识抑制
壳核	一种运动控制中心，与诸如驾驶、打字或演奏乐器等复杂的学习过程有关
苍白球	一种在潜意识水平上管理运动的自主运动控制中心，受损时会产生不自主的震颤
丘脑底核	虽然人们对于它的精确功能还不清楚，但它被认为与选择一个特定的运动和抑制竞争性选择有关
黑质	在奖赏和运动中起作用。帕金森病的症状与此处多巴胺神经元的凋亡有关
杏仁核	可能参与了基底神经节与边缘系统的整合活动，因此有人认为它是基底神经节的一部分

动作选择

基底神经节在过滤来自皮层和前脑其他部位竞争性指令的干扰方面有重要作用。这个过滤干扰的过程被称为动作选择，它在潜意识中发生于基底神经的通路上。一般来说，这些通路通过使丘脑回路信号回到起始点来阻止或抑制特定的动作。然而，当这条通路静止时，特定动作就启动了。

基底神经节回路
该通路的路径取决于来自大脑皮层或前脑其他部位的输入源。主要有三种通路，每一种通路都能抑制或选择一种行为。运动回路与主运动控制中心相连，前额叶回路携带来自大脑执行区域的输入，而边缘回路则由情感刺激控制。

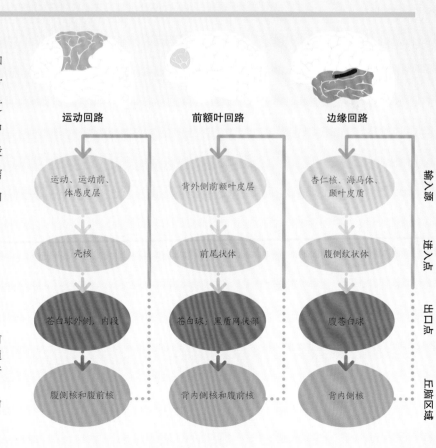

运动回路 / 前额叶回路 / 边缘回路

输入源　进入点　出口点　丘脑区域

运动回路	前额叶回路	边缘回路
运动、运动前、体感皮层	背外侧前额叶皮层	杏仁核、海马体、颞叶皮质
壳核	前尾状体	腹侧纹状体
苍白球外侧，内段	苍白球；黑质网状部	腹苍白球
腹侧核和腹前核	背内侧核和腹前核	背内侧核

下丘脑、丘脑和垂体

丘脑及其周围的结构位于脑的中心。它们充当前脑和脑干之间的中继站，同时也与身体的其他部位形成联系。

下丘脑

丘脑前部下方的这个小区域是脑与激素或内分泌系统之间的主要接口。它可以将激素直接释放到血液中，也可以向脑垂体发出释放激素的命令。下丘脑在生长、体内平衡（维持最佳身体状态）和重要行为（如饮食和性行为）中起作用。这使得它能对许多不同的刺激做出反应。

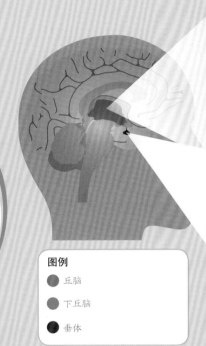

脑垂体控制什么样的腺体?

垂体是控制甲状腺、肾上腺、卵巢和睾丸的主要腺体。而它本身则接受来自下丘脑的指令。

图例

- 丘脑
- 下丘脑
- 垂体

上丘脑

这一区域覆盖丘脑的顶部。它包含各种神经束，这些神经束在前脑和中脑之间形成连接。同时，松果体也位于上丘脑，可分泌调节睡眠-觉醒周期以及生物钟的激素——褪黑素。

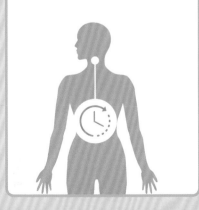

下丘脑的反应	
刺激	**反应**
日长	通过视觉系统接收日长的信号，帮助维持身体节律
水	当血液中水分减少时，释放血管紧张素（也叫抗利尿激素），以减少尿量
进食	当胃呈充盈状态，可释放瘦素来减少饥饿感
缺少食物	当胃排空时，分泌生长激素释放肽来增加饥饿感
感染	升高体温，以帮助免疫系统更快地抵抗病原体
压力	增加皮质醇的分泌，皮质醇是一种帮助身体储备体能的激素
身体活动	刺激甲状腺激素的产生以促进新陈代谢，而生长抑素则可减少代谢
性行为	组织释放催产素，可以帮助形成两性关系。在分娩时，也会释放催产素

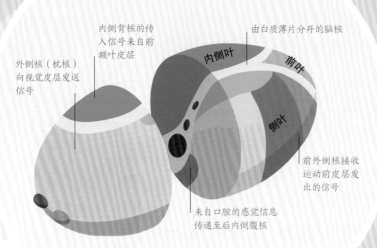

外侧核（枕核）向视觉皮层发送信号

内侧背核的传入信号来自前额叶皮层

由白质薄片分开的脑核

内侧叶

前叶

侧叶

前外侧核接收运动前皮层发出的信号

来自口腔的感觉信息传递至后内侧腹核

丘脑核
丘脑分为三个主要的叶：内侧叶、外侧叶和前叶。其中每一个都进一步形成与特定功能集相关的区域或脑核。

丘脑

丘脑这个词来源于希腊语中"内室"一词，这个拇指大小的灰质位于脑的中央，介于大脑皮层和中脑之间。它是由多条神经束形成的，这些神经束通常在反馈回路中，在脑的上下区域之间双向发送和接收信号（见第91页）。丘脑与睡眠、警觉和控制意识有关。除味觉信号外，来自每个感觉系统的信号均通过丘脑传递至皮层进行处理。

下丘脑的重量只有4克（0.1盎司），并不比小拇指尖大多少

脑垂体

微小的脑垂体重约0.5克（0.01盎司），在下丘脑的指挥下产生许多人体最重要的激素。这些激素通过一个微小的毛细血管网被释放到血液中。垂体激素包括那些控制生长、排尿、月经周期、分娩和皮肤晒黑的激素。尽管只有豌豆大小，垂体仍可分成两个主叶，即前叶和后叶，外加一个小的中间叶。每个垂体叶都致力于产生一组特定的激素。

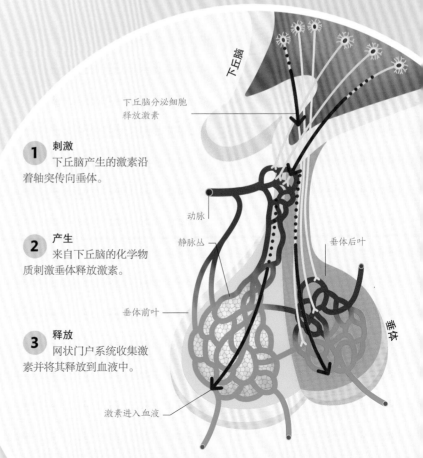

下丘脑

下丘脑分泌细胞释放激素

1 刺激
下丘脑产生的激素沿着轴突传向垂体。

2 产生
来自下丘脑的化学物质刺激垂体释放激素。

3 释放
网状门户系统收集激素并将其释放到血液中。

动脉

静脉丛

垂体后叶

垂体前叶

垂体

激素进入血液

丘脑连接脑干与前脑，传递和预处理感觉和其他信息

丘脑

中脑与觉醒状态、体温控制相关

脑的连接
茎状脑干在丘脑（前脑的基部）和脊髓（与身体其他部位相连）之间形成一个连接。它涉及许多基本功能，包括睡眠-觉醒周期、饮食和调节心率。

中脑

脑桥是一条主要的沟通路径，其内包括负责呼吸、听觉和眼球运动的颅神经

脑干

　　脑干由三个部分组成，这三个部分在人体几个最基本的功能中都起着重要的作用。中脑是网状结构的起点，是一系列贯穿脑干的脑核，与觉醒和警觉有关，在意识中起着至关重要的作用。脑桥是另一系列的脑核，负责发送和接收来自与面部、耳朵和眼睛相关的颅神经的信号。延髓向下走行并逐渐变窄，与脊髓的最上端融合。延髓处理许多自主身体功能，如血压调节、脸红和呕吐。

脑干

脑桥

脑干发出10对颅神经

延髓

颅神经起止于脑干的脑核

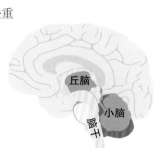

丘脑

小脑

脑干

延髓参与重要的反射，如呼吸频率和吞咽

脑干和小脑

　　脑的下部区域为直接与脊髓相连的脑干，而小脑则位于脑干的正后方。

脊髓由一束连接周围神经系统的神经轴突组成

脊髓

小脑

"小脑"是一个表示"体积较小的脑"的术语，位于脑干后方的后脑内高度折叠的区域。小脑和它上面的大脑一样，分成两个叶，这两个叶被横向划分为不同的功能区域。

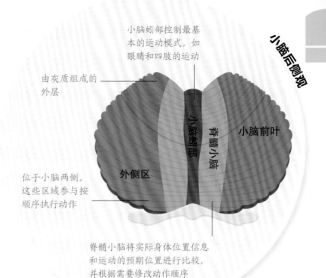

小脑蚓部控制最基本的运动模式，如眼睛和四肢的运动

由灰质组成的外层

小脑蚓部

脊髓小脑

小脑前叶

外侧区

位于小脑两侧，这些区域参与按顺序执行动作

小脑后侧观

脊髓小脑将实际身体位置信息和运动的预期位置进行比较，并根据需要修改动作顺序

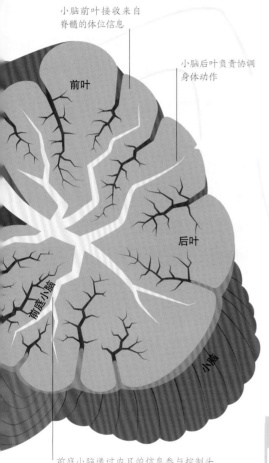

小脑前叶接收来自脊髓的体位信息

小脑后叶负责协调身体动作

前叶

后叶

前庭小脑

小脑

前庭小脑通过内耳的信息参与控制头部、眼球运动和保持平衡。

小脑

尽管小脑似乎在保持注意力和处理语言方面起着一定的作用，但它在调节身体运动方面的作用最为重要。具体地说，它将粗略的运动指令转化为平滑协调的肌肉动作，并持续纠错。小脑通过丘脑输出其信息。在显微镜下，小脑的细胞是分层排列的，其目的是为各种习得的运动模式，如行走、说话和保持平衡建立固定的神经通路。小脑损伤不会导致瘫痪，但会导致缓慢的抽搐。

小脑与神经网络

一些人工智能（AI）系统的灵感来自小脑的解剖结构。AI通过机器学习对自己编程。它是通过一种叫作神经网络的处理器来实现的。在这种处理器中，输入的信息通过层层连接反复试错，这种设置镜像了小脑设定习得动作模式的方式。

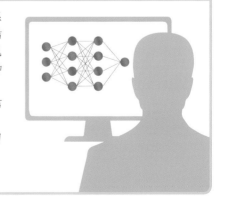

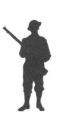

通过对第一次世界大战中脑损伤士兵的研究，人们提高了对小脑的认识

边缘系统

边缘系统位于大脑皮层之下和脑干之上，是与情绪、记忆和基础本能等相关的结构的集合。

S形海马体因其与海马相似而得名

位置和功能

边缘系统是位于脑中心的一组器官，占据大脑皮层的部分内侧面。它的主要结构形成一组模块，在大脑皮层和下脑体之间传递信号。神经轴突连接边缘系统的所有部分，并将它们连接到其他脑区域。边缘系统通过学习、记忆和更高层次的精神活动，来调节本能冲动，如攻击、恐惧和食欲。

边缘系统的组成部分
边缘系统的组成部分从大脑向内向下延伸到脑干，通常可理解为包括此处所示的结构。

穹窿是一束神经束，连接海马体和丘脑及下半脑

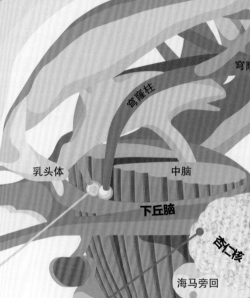

扣带回

穹窿

穹窿柱

乳头体

中脑

下丘脑

杏仁核

海马旁回

嗅球

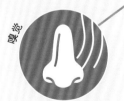

嗅觉

气味是由嗅球处理的，也是边缘系统处理的唯一感觉，而不是通过丘脑传递的。

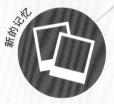

新的记忆

乳头体充当下丘脑新记忆的中转站。乳头体损坏将导致患者无法感知方向，特别是方位感。

条件性恐惧

杏仁核最常见的功能是恐惧条件反射，通过杏仁核，我们学会了害怕一些事物。杏仁核也与记忆和情绪反应有关。

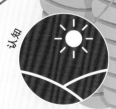

认知

海马旁回参与形成和恢复与感觉最新数据相关的记忆，帮助我们识别和回忆事物。

边缘是什么意思？

"边缘"一词来源于拉丁语"limbus"，意思是"边界"，指的是大脑皮层和其下层大脑之间的过渡区。

奖赏和惩罚

边缘系统与愤怒和满足感密切相关。愤怒和满足感都是由于边缘系统内奖惩中心的刺激，特别是下丘脑。奖惩是学习的重要方面，因为奖惩是对经验的基本反应。如果没有这个评分系统，我们的脑会忽略旧的感觉刺激，而只关注新的刺激。

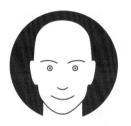
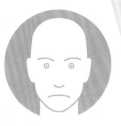
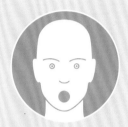

愉悦
与多巴胺的释放有关，脑会重复能产生这种感觉的行为。

厌恶
这种情绪与嗅觉相关联。它最初的作用是保护我们免受感染。

恐惧
恐惧与杏仁核的特定刺激有关。这种情绪会导致可控制的愤怒或战斗反应。

扣带回有助于形成与强烈情绪相关的记忆

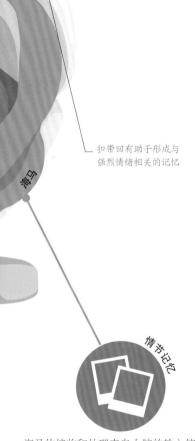

海马

情节记忆

海马体接收和处理来自大脑的输入信息。它负责形成情节性的记忆，或者所做过的事情的记忆，以及创造空间意识。

克鲁维儿-布西综合征

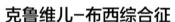

这是由边缘系统的损伤引发的一系列与恐惧和冲动控制丧失相关的症状，并以20世纪30年代的研究人员Heinrich Klüver和Paul Bucy命名，因二位科学家进行了移除活猴的不同脑区域并观察其影响的实验。而在人类身上首次发现这种神经紊乱是在1975年。在人类中，这种综合征可能是由阿尔茨海默病、疱疹并发症或脑损伤引起的。最早的记录是那些接受过脑颞叶部分切除手术的患者。此病可以通过药物并辅以日常训练来进行治疗。

症状	描述
失忆症	海马体受损导致无法形成长期记忆
驯服	由于对行为的回报很少，患者缺乏动力
口部过度活动	把东西放进嘴里检查的冲动
异食癖	强迫性进食，包括吃像土这样的不可食用的物质
性欲亢进	性冲动很强，且通常与恋物癖或不典型的性唤起[1]有关
失认症	失去识别熟悉物体或人的能力

---

1 译者注：不典型的性唤起，比如一点点脏话都可能引起性兴奋

脑的成像

现代医学和神经科学可以透过颅骨观察活体脑的结构。然而，将这个柔软而复杂的器官成像则需要发明先进技术。

磁共振成像扫描仪

磁共振成像（MRI）扫描仪能提供脑神经组织的最佳全景，且最常用于寻找肿瘤。与其他扫描系统不同，核磁共振成像不会使脑暴露在高能辐射下，这使得它可以安全地长时间、多次使用。磁共振成像的两个改进称为功能磁共振成像和弥散张量成像（DTI），对监测脑活动也很有用。虽然磁共振成像是一种理想的研究和诊断工具，但价格昂贵。有了液氦冷却系统和超导电磁铁，一台扫描仪的用电量相当于六户人家的总用电量。

磁共振成像的工作原理
磁共振成像利用了氢原子中的质子与磁场对齐的方式。氢存在于水和脂肪中，这两种物质在脑中都很常见。核磁扫描大约需要一个小时[1]，然后对数据进行处理以生成详细图像。

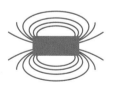

磁共振成像扫描仪中的电磁铁能产生比地球强4万倍的磁场

1　译者注：实际需要15～30分钟

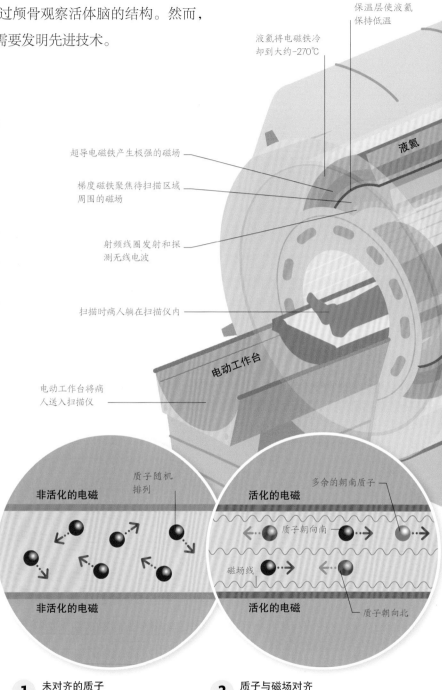

保温层使液氦保持低温

液氦将电磁铁冷却到大约-270℃

液氦

超导电磁铁产生极强的磁场

梯度磁铁聚焦待扫描区域周围的磁场

射频线圈发射和探测无线电波

扫描时病人躺在扫描仪内

电动工作台

电动工作台将病人送入扫描仪

质子随机排列

非活化的电磁

非活化的电磁

多余的朝南质子

活化的电磁

质子朝向南

磁场线

活化的电磁

质子朝向北

1　未对齐的质子
在磁共振成像扫描仪被激活之前，脑内分子中的质子是不对齐的，即粒子绕其旋转的轴以随机方向旋转。

2　质子与磁场对齐
激活机器强大的磁场迫使所有的质子相互对齐。这些质子大约一半朝北极，一半朝南极。然而，对一个极来说，面对它的质子总是比背对它的质子稍多。

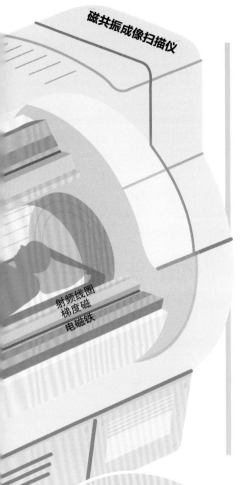

磁共振成像扫描仪

射频线圈
梯度磁
电磁铁

CT扫描

计算机断层扫描（CT）或计算机轴位断层扫描（CAT）从不同角度拍摄脑的一系列X射线图像。然后，计算机将这些图像进行比较，形成脑的单一横截面。CT扫描比MRI快，最适合检测中风、颅骨骨折和脑出血。

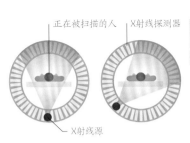

正在被扫描的人　X射线探测器

X射线源

旋转X射线

X射线源照射全脑，在患者周围形成弧形，以改变每张图像的角度。

其他类型的扫描技术	

当需要对某些脑特征进行特殊成像，或不适合进行MRI或CT时，也可以使用以下技术。

扫描类型	技术及用途
正电子发射断层扫描（PET）	用于对流经脑的血液进行成像并突出活动区域。PET扫描追踪注入血液的放射性示踪剂的位置
扩散光学成像（DOI）	一系列新技术通过检测强光或红外线如何穿透人脑而起作用。扩散光学成像是一种监测血流和脑活动的方法
头颅超声	一种基于超声波反射出脑结构的安全的成像技术。头颅超声主要用于婴儿。因为其图像缺乏细节，故很少在成年人脑的扫描中使用

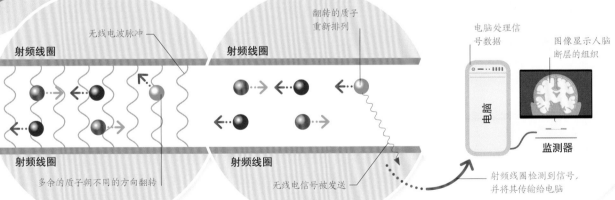

射频线圈
无线电波脉冲
射频线圈
多余的质子朝不同的方向翻转

翻转的质子重新排列
射频线圈
射频线圈
无线电信号被发送

电脑处理信号数据
电脑
图像显示人脑断层的组织
监测器
射频线圈检测到信号，并将其传输给电脑

3　无线电波的脉冲

当磁场打开时，磁共振成像扫描仪的射频线圈通过人脑发送一个无线电波脉冲。这种额外能量的输入使多余的质子发生翻转，并不处于一条直线。

4　无线电信号被发送后

一旦脉冲被关闭，未对准的质子就会倒转回来与磁场对准。这会使它们将能量作为无线电信号释放，并由机器检测到。

5　接收器产生图像

随后所有的信号数据由计算机处理，形成人脑的二维"切片"。不同身体组织中的质子产生不同的信号，因此扫描仪可以清楚而详细地显示出不同的组织。

对脑的监测

能够从工作中的大脑中收集信息，已经彻底改变了我们对脑功能和脑医学的认知。

脑电图仪

最简单的脑监测仪是脑电图仪（EEG）。脑电图仪利用遍布颅骨的电极接收大脑皮层神经元活动产生的电场。神经元活动变化的水平可以显示为波（"普通EEG"）或彩色区域（定量EEG或QEEG）。脑电图可以显示癫痫等发作的证据，以及损伤、炎症和肿瘤的迹象。无痛脑电图也用于评估昏迷患者的脑活动。

为什么脑会产生电磁场？

神经元利用电脉冲来传递信息。数十亿个细胞的活动可积累成一个恒定的电磁场。

脑电波的类型

大脑皮层中相邻的细胞同时放电，电场强度产生波纹状的改变。有研究发现，波形特征（以希腊字母命名）与特定的脑状态密切相关。

γ波

大于32赫兹

高频波紧紧地挤在一起

这些节律与学习和解决复杂任务有关。这些波纹的产生可能由一群神经元与神经网络连接所致。

β波

14～32赫兹

β波源自脑前方的双侧半球，与一些身体活动、专注状态及焦虑有关。

δ波

0.1～4赫兹

低频波，且间隔很宽

δ波一般见于睡眠的某个阶段，但同时也出现于正在解决复杂问题的时候。

α波

8～14赫兹

α波一般源自脑后方，通常在占主导地位的脑半球一侧更强。通常，当人处在放松和警觉状态时都会出现α波。

θ波

4～8赫兹

θ波通常见于较小的儿童，但同时也出现于放松、想象及冥想时。

电极置于靠近颅骨的地方

电线将信号传送到放大器

脑磁图仪

除进行电活动外，脑还产生微弱的磁场。脑磁图仪（MEG）可以监测到脑的磁场，以实时记录大脑皮层的活动。由于脑磁性较弱，脑磁图的应用受到一定程度的限制，但这项技术可以监测到脑活动的快速波动（这种波动仅出现于几千分之一秒的时间）；脑磁图在这方面的作用比其他监测系统更好。

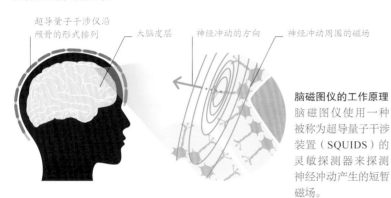

脑磁图仪的工作原理
脑磁图仪使用一种被称为超导量子干涉装置（SQUIDS）的灵敏探测器来探测神经冲动产生的短暂磁场。

功能磁共振与弥散张量成像

磁共振成像扫描仪的应用可以扩展到收集脑正在做什么的信息。功能磁共振成像扫描仪（fMRI）跟踪血液流经脑的情况，特别是显示出给神经元供氧的部位，从而提示哪些区域正处于活跃状态。要求受试者在功能磁共振成像的监测下执行心理和生理任务，以创建结合解剖学和活动水平的脑和脊髓的功能图。弥散张量成像（DTI）也使用核磁共振成像，其原理为跟踪水通过脑细胞的自然运动。弥散张量成像可用来建立脑内白质连接的"地图"。

神经反馈

这种形式的认知疗法是利用脑电图在人的精神状态和脑活动之间建立一个反馈回路。这使得人们更容易学会控制不受欢迎的心理活动，比如焦虑。

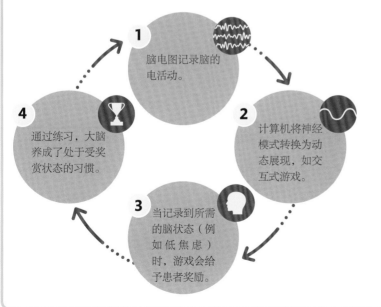

1 脑电图记录脑的电活动。

2 计算机将神经模式转换为动态展现，如交互式游戏。

3 当记录到所需的脑状态（例如低焦虑）时，游戏会给予患者奖励。

4 通过练习，大脑养成了处于受奖赏状态的习惯。

 活动增加的区域

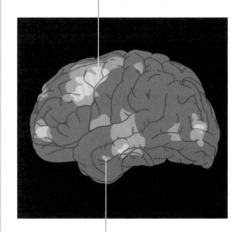

活动减少的区域

功能磁共振成像的解读
功能磁共振成像扫描首先建立脑活动的基线。然后，扫描显示出从该基线波动的区域，使研究人员能够计算出在特定任务期间哪些区域出现兴奋或抑制。

脑的发育

第一批神经细胞是在受孕几天后产生的。这些细胞最开始形成一个板，然后卷曲成充满液体的结构，称为神经管，并发育成脑和脊髓。其一端变为一个凸起，然后分成不同的区域。

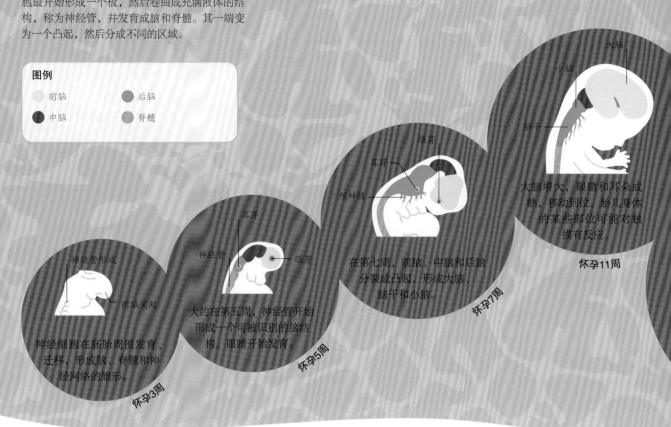

图例
- 前脑
- 中脑
- 后脑
- 脊髓

神经管形成

前脑突起

神经细胞在胚胎周围发育、迁移，形成脑、脊髓和神经网络的雏形。

怀孕3周

耳芽

神经管

眼芽

大约在第五周，神经管开始形成一个可被识别的脑结构。眼睛开始发育。

怀孕5周

眼芽

耳芽

颅神经

在第七周，前脑、中脑和后脑分裂成凸起，形成大脑、脑干和小脑。

怀孕7周

大脑

小脑

脑干

大脑增大，眼睛和耳朵成熟，移动到位。胎儿身体的某些部位可能对触摸有反应。

怀孕11周

婴幼儿

人脑在受孕后开始发育，在生命的最初几年里变化迅速，但需要20多年才能完全成熟。

出生前

胚胎的脑需要经历复杂的发育过程，从受孕后三周的几个神经细胞成为出生时包含各种特殊区域且具备学习能力的器官。这个发育过程由基因控制，环境也可对其产生影响。营养不足会影响脑的发育，而怀孕期间母亲受到的极端压力也会对其产生影响。

识别人脸

婴儿更喜欢看像脸一样的图像，并快速认识面孔。在大脑皮层中被称为面部识别区的区域专门识别人脸。同时，国际象棋冠军也通过这个区域来识别棋盘布局，这表明一个人生活中最重要的模式是在那里解码的。

人脸样

非人脸样

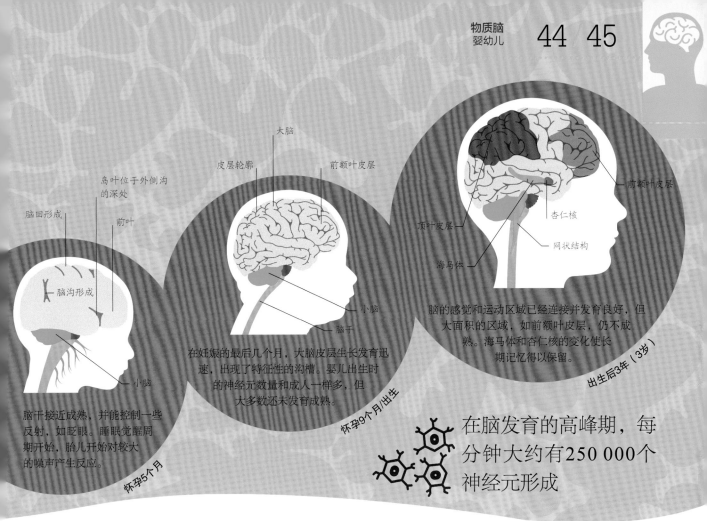

怀孕5个月

脑回形成

岛叶位于外侧沟的深处

前叶

脑沟形成

小脑

脑干接近成熟，并能控制一些反射，如眨眼。睡眠觉醒周期开始，胎儿开始对较大的噪声产生反应。

怀孕9个月/出生

大脑

皮层轮廓

前额叶皮层

小脑

脑干

在妊娠的最后几个月，大脑皮层生长发育迅速，出现了特征性的沟槽。婴儿出生时的神经元数量和成人一样多，但大多数还未发育成熟。

出生后3年（3岁）

顶叶皮层

海马体

杏仁核

网状结构

前额叶皮层

脑的感觉和运动区域已经连接并发育良好，但大面积的区域，如前额叶皮层，仍不成熟。海马体和杏仁核的变化使长期记忆得以保留。

在脑发育的高峰期，每分钟大约有250 000个神经元形成

儿童的脑

出生后，婴儿的脑就像海绵一样；他们以不可思议的能力从周围的世界获取信息，并试图理解这些信息。在最初的几年里，婴儿的脑生长发育迅速，在出生后的第一年脑容量就翻了一番。同时，突触快速生长并形成新的连接，这一过程称为神经可塑性。

建立连接
脑的不同区域的可塑性峰值是不同的。感觉区在出生后4～8个月迅速建立突触，但前额叶区域在婴儿15个月左右才达到可塑性的高峰。

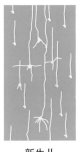

新生儿

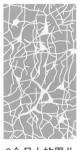

9个月大的婴儿

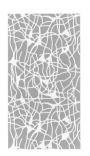

2岁的婴儿

为什么我们的脑有褶皱？

随着人类智能的发展，我们的大脑皮层也在扩张。但如果头太大了则会导致婴儿不能顺利通过产道，而折叠的皮层可将更多的组织压缩成更小的体积。

儿童和青少年

青少年的脑经历了戏剧性的重组。其中，未使用的连接被"修剪掉"，而最重要的连接则由绝缘髓鞘包裹，使它们更具有效能。

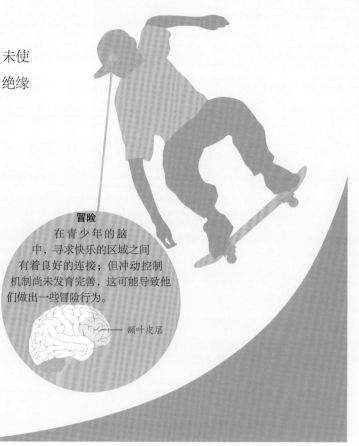

青少年的行为

青少年的显著特征为冲动、叛逆、以自我为中心和情绪化。这在很大程度上是由于青少年脑的变化。人类的脑以固定的模式变化和发展，在青少年成长过程中出现了成熟和不成熟的混合脑区。最后一个完全发育的区域是额叶皮层，这个区域调节脑并控制冲动。额叶皮层允许成年人对自己的情绪和欲望进行自我控制，而青少年（由于额叶皮层没有发育成熟）则需要努力克服自己的情绪和欲望。

冒险
在青少年的脑中，寻求快乐的区域之间有着良好的连接；但冲动控制机制尚未发育完善，这可能导致他们做出一些冒险行为。

———— 额叶皮层

睡眠周期

在我们十几岁的时候，需要充足的睡眠来支持脑的持续发育。但在这个时期，通常在晚上释放并导致我们产生睡意的褪黑素释放开始变晚，从而导致我们的睡眠节律发生了变化。这也就是为什么与儿童和成人相比，青少年常常更喜欢熬夜，而第二天该上学的时候又起不来床。

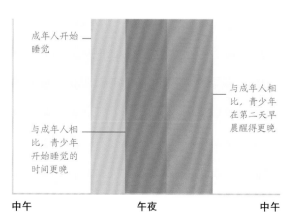

成年人开始睡觉

与成年人相比，青少年开始睡觉的时间更晚

与成年人相比，青少年在第二天早晨醒得更晚

中午　　　　　午夜　　　　　中午

图例
○ 成年人的睡觉时间
● 青少年的睡觉时间

不同步
早早叫醒青少年上学就好像使他们持续处于时差的状态。研究表明，将上学时间推迟一小时，可以改善青少年的出勤率和成绩。此外，还可以减少他们打架、甚至车祸的发生。

突触的修剪

突触的修剪，即未使用的神经连接消失的现象，从儿童时期就开始了，并持续至青少年时期。皮层区域的修剪方向为从后向前。突触的修剪使每个区域的工作更有效率，因此，直到突触修剪完成，方可认为这个区域是完全成熟的。

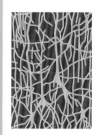
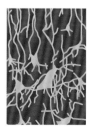

未成熟　　　　成熟

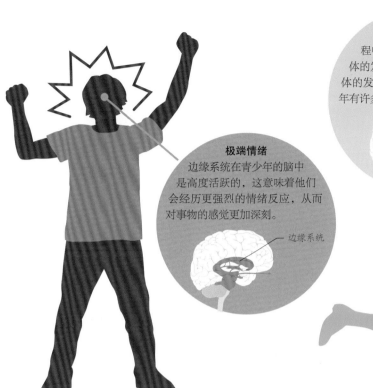

笨拙
在快速生长的过程中，脑的发育跟不上身体的发育速度。因此，脑和身体的发育不同步，从而导致青少年有许多笨拙的行为。

——运动皮层

极端情绪
边缘系统在青少年的脑中是高度活跃的，这意味着他们会经历更强烈的情绪反应，从而对事物的感觉更加深刻。

——边缘系统

来自同伴的压力
青少年非常在乎他们的朋友是如何看待他们的。他们会与同龄人一起冒险，而一旦被排除在外，则会感到很痛苦。不管是好还是坏，同龄人的压力都会对他们产生很大的影响。

心理健康的风险

在青春期经历最剧烈变化的一些大脑区域与精神疾病有关。这些变化会使大脑容易受到各种问题的影响，从而出现功能紊乱。这也许可以解释为什么青春期会出现如此多的心理健康问题，从精神分裂症到焦虑症。

脑在11到14岁之间物理尺寸最大

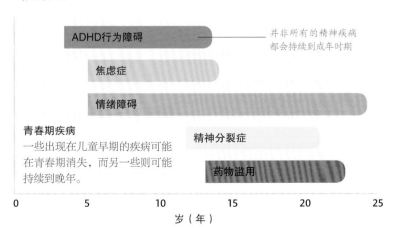

ADHD行为障碍 ——并非所有的精神疾病都会持续到成年时期

焦虑症

情绪障碍

青春期疾病
一些出现在儿童早期的疾病可能在青春期消失，而另一些则可能持续到晚年。

精神分裂症

药物滥用

0   5   10   15   20   25

岁（年）

为什么青少年有自我意识？
当我们想到过去经历的尴尬场景时，与成年人相比，青少年前额叶皮层中与理解精神状态相关的区域更活跃。

成年人的脑

随着未使用的连接"被剪掉",人类的脑在整个成年早期都在不断变化和成熟。这使得脑的工作效率更高,但同时也不那么灵活了。

为人父母的脑

新妈妈的脑和身体充满了催产素等激素,这些激素驱使她去照顾孩子。当她看着自己的婴儿时,会触发脑的奖赏通道,杏仁核会变得更加活跃,以警惕危险。而成为人父后,男性的脑也会受到影响,但前提是他们要花很多时间和孩子在一起。作为婴儿主要看护者的男性的脑会经历与女性相似的变化,而这些变化与坠入爱河非常相似。

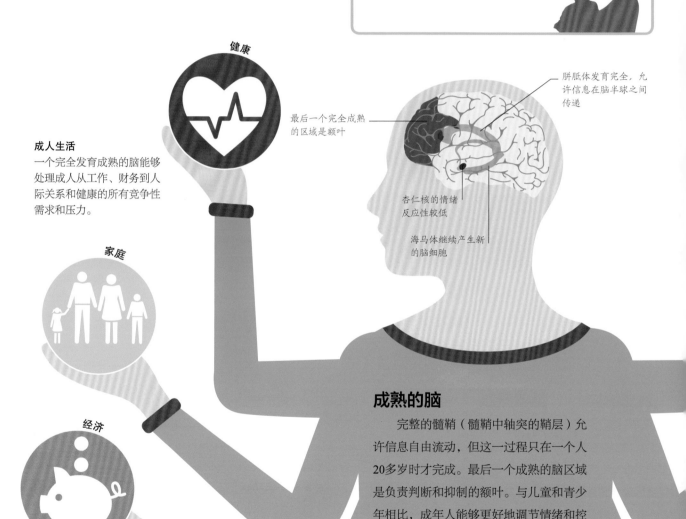

健康

成人生活
一个完全发育成熟的脑能够处理成人从工作、财务到人际关系和健康的所有竞争性需求和压力。

家庭

经济

最后一个完全成熟的区域是额叶

胼胝体发育完全,允许信息在脑半球之间传递

杏仁核的情绪反应性较低

海马体继续产生新的脑细胞

成熟的脑

完整的髓鞘(髓鞘中轴突的鞘层)允许信息自由流动,但这一过程只在一个人20多岁时才完成。最后一个成熟的脑区域是负责判断和抑制的额叶。与儿童和青少年相比,成年人能够更好地调节情绪和控制冲动。他们可以利用经验更好地预测自己行为的结果,以及这些行为可能带给别人的感觉。

人的脑白质体
积在40岁左右
最大

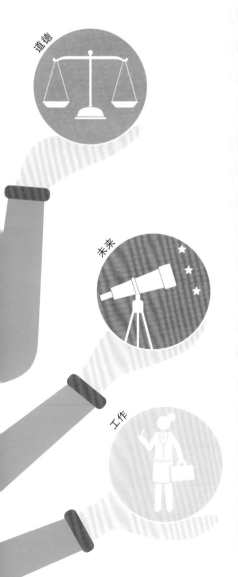

神经发生

神经发生是指神经干细胞（可以分化为其他细胞的细胞）发育成新的神经元细胞。在许多哺乳动物中，神经发生位于海马区和嗅区，这个过程可持续一生，伴随新的神经元规律性产生。在人类身上也是如此，尽管相关数据更为复杂。神经发生也可能在学习和记忆中起作用。

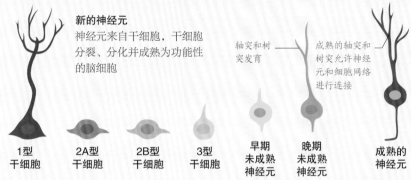

新的神经元
神经元来自干细胞，干细胞分裂、分化并成熟为功能性的脑细胞

轴突和树突发育

成熟的轴突和树突允许神经元和细胞网络进行连接

| 1型干细胞 | 2A型干细胞 | 2B型干细胞 | 3型干细胞 | 早期未成熟神经元 | 晚期未成熟神经元 | 成熟的神经元 |

扰乱记忆

新的脑细胞可帮助储存信息，因此促进脑中的神经发生可改善成年后的学习能力。然而，这样也可能导致遗忘。在已有记忆回路的基础上加入新的脑细胞并建立新的连接，可能会与现有的记忆回路产生竞争，并扰乱现有的记忆回路。这就意味着神经发生可能有一个最佳水平，这个最佳水平是指在保留旧的记忆和学习新技能之间保持一种平衡。

记忆的存储
由于新的脑细胞的产生，海马区的记忆可能在其被储存于皮层之前就出现了退化。这也许可以解释我们为什么记不住自己婴儿时期的事情。

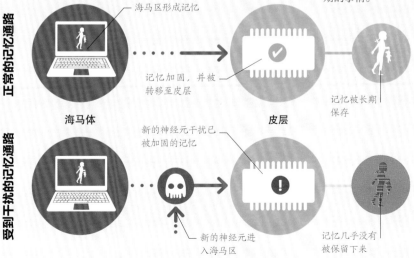

正常的记忆通路

海马区形成记忆

记忆加固，并被转移至皮层

记忆被长期保存

海马体

皮层

受到干扰的记忆通路

新的神经元干扰已被加固的记忆

新的神经元进入海马区

记忆几乎没有被保留下来

老年人的脑

随着年龄的增长，一些能力随着神经元的退化和脑体积的减小而下降。在保留下来的神经元中，神经冲动的传播速度可能会变得更慢。

萎缩的脑

随着年龄的增长，神经元退化时数量会自然减少，整个脑体积将缩小5%～10%。这种现象部分是由于衰老的脑的血流减少所致。同时，隔离神经元轴突的脂肪髓鞘也会随着年龄的增长而衰退，使得脑回路传递信息的效率降低，这可能导致记忆唤起和保持平衡的能力出现问题。

图例

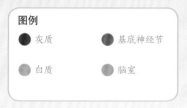

灰质

基底神经节

白质

脑室

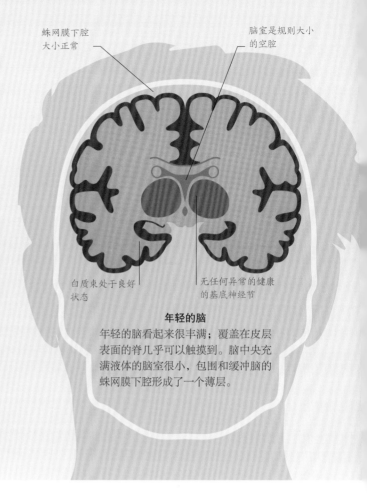

蛛网膜下腔大小正常

脑室是规则大小的空腔

白质束处于良好状态

无任何异常的健康的基底神经节

年轻的脑
年轻的脑看起来很丰满；覆盖在皮层表面的脊几乎可以触摸到。脑中央充满液体的脑室很小，包围和缓冲脑的蛛网膜下腔形成了一个薄层。

衰老与幸福

衰老可能看起来是件坏事，但研究表明，随着年龄的增长，我们的幸福感和安宁感也会增加，压力和担心程度会降低。老年人的脑似乎更善于关注积极的一面。比起悲伤的画面，他们更容易记住快乐的画面；花更多的时间看快乐的脸，而不是生气或沮丧的脸。

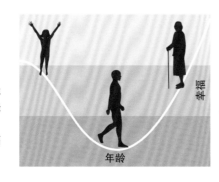

起起伏伏
一项研究发现，年轻人和老年人的幸福感高于中年人。从50岁开始，幸福水平稳步上升。

幸福

年龄

阿尔兹海默病

阿尔兹海默病是最常见的痴呆症，该病与脑中蛋白质的积聚有关。这些蛋白质聚集成斑块和杂团。最终，受影响的脑细胞死亡，导致记忆丧失和其他症状。科学家们还不知道这些蛋白质究竟是引起这种疾病的原因，还是这种疾病的症状表现，而分解这些蛋白质的药物也并没有起到治疗效果。

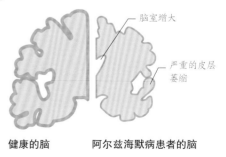

脑室增大

严重的皮层萎缩

健康的脑　　　阿尔兹海默病患者的脑

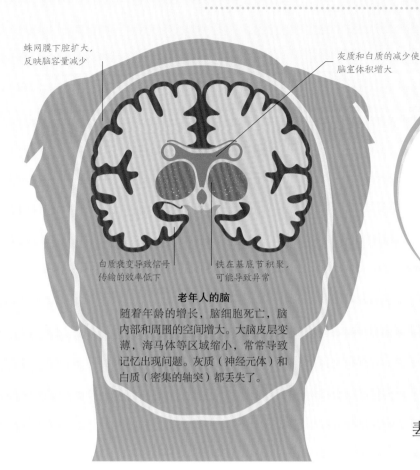

蛛网膜下腔扩大，反映脑容量减少

灰质和白质的减少使脑室体积增大

白质衰变导致信号传输的效率低下

铁在基底节积聚，可能导致异常

老年人的脑

随着年龄的增长，脑细胞死亡，脑内部和周围的空间增大。大脑皮层变薄，海马体等区域缩小，常常导致记忆出现问题。灰质（神经元体）和白质（密集的轴突）都丢失了。

阿尔兹海默病有治疗办法吗？

药物治疗可以减缓疾病的发展，并控制一些症状，但治疗阿尔兹海默病的方法尚未找到。

"超级老人"的大脑一辈子看起来都很年轻

缓慢下降？

随着年龄的增长，注意力减退，大脑变得不那么可塑。这使得学习更加困难，但并非不可能。事实上，终生学习新事物可以促进脑健康，并通过强化神经突触来延缓认知能力的下降。另外年龄增长也带来了一些好处：相对来说，老年人更善于从一个情景中提炼出重点，并利用他们的生活经验来解决问题。

技能和能力

"西雅图纵向研究"对成年人进行50年的追踪调查，结果发现像掌握词汇和常识这样的技能在我们一生中的大多数时间都在不断提高。

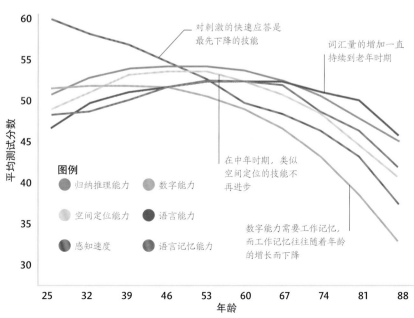

对刺激的快速应答是最先下降的技能

词汇量的增加一直持续到老年时期

在中年时期，类似空间定位的技能不再进步

数字能力需要工作记忆，而工作记忆往往随着年龄的增长而下降

平均测试分数

图例
- 归纳推理能力
- 数字能力
- 空间定位能力
- 语言能力
- 感知速度
- 语言记忆能力

60　55　50　45　40　35　30

年龄
25　32　39　46　53　60　67　74　81　88

随着年龄的增长，大多数人都会出现思维速度的轻微下降以及工作记忆的减退（见第135页）。有些人会经历严重的（功能）衰退甚至变得痴呆（见第200页），但这绝不是无法避免的。事实上，一些认知能力，比如我们对生活的整体理解（能力），甚至随着年龄的增长而提高。

我们从父母那里继承了基本认知功能，但这种基因"蓝图"也受到环境和生活经历的影响，包括营养、健康、教育、压力水平和人际关系。此外，身体、社交和智力刺激活动也起着关键作用。

预防衰老

我们可以采取一系列措施来保护大脑的健康。饮食富含蔬菜、水果、"有益"脂肪和营养素（见第54-55页），可以保持脑和身体的健康，同样，适度有规律的体育活动亦有裨益。而慢跑或其他有氧运动则有助于延缓与年龄相关的记忆力和思维速度的下降。

不喝酒、不吸烟可以保护大脑健康。吸烟与大脑皮层受损有关。如果实在要喝酒，可将酒精摄入量保持在健康的饮酒范围内，且每周至少有两天不喝酒。

让大脑保持兴奋。任何涉及学习的心理挑战——从家庭维修到烹饪再到填字游戏——都会拓展认知技能。你也可以考虑学习一门新语言，因为说两种或两种以上语言的人比只说一种语言的人有更强的认知能力。

总结来说，你可以通过以下方式减缓认知老化过程：

❯ 让大脑得到充足的氧气和营养。
❯ 避免接触酒精和尼古丁等有害物质。
❯ 坚持日常锻炼身体。
❯ 通过学习新技能来锻炼头脑。

如何减缓衰老的影响

随着年龄的增长，我们的思维和短期记忆的效率可能会降低。然而，我们可以活到老，学到老，采取积极的措施，使大脑在任何年龄都能正常工作。

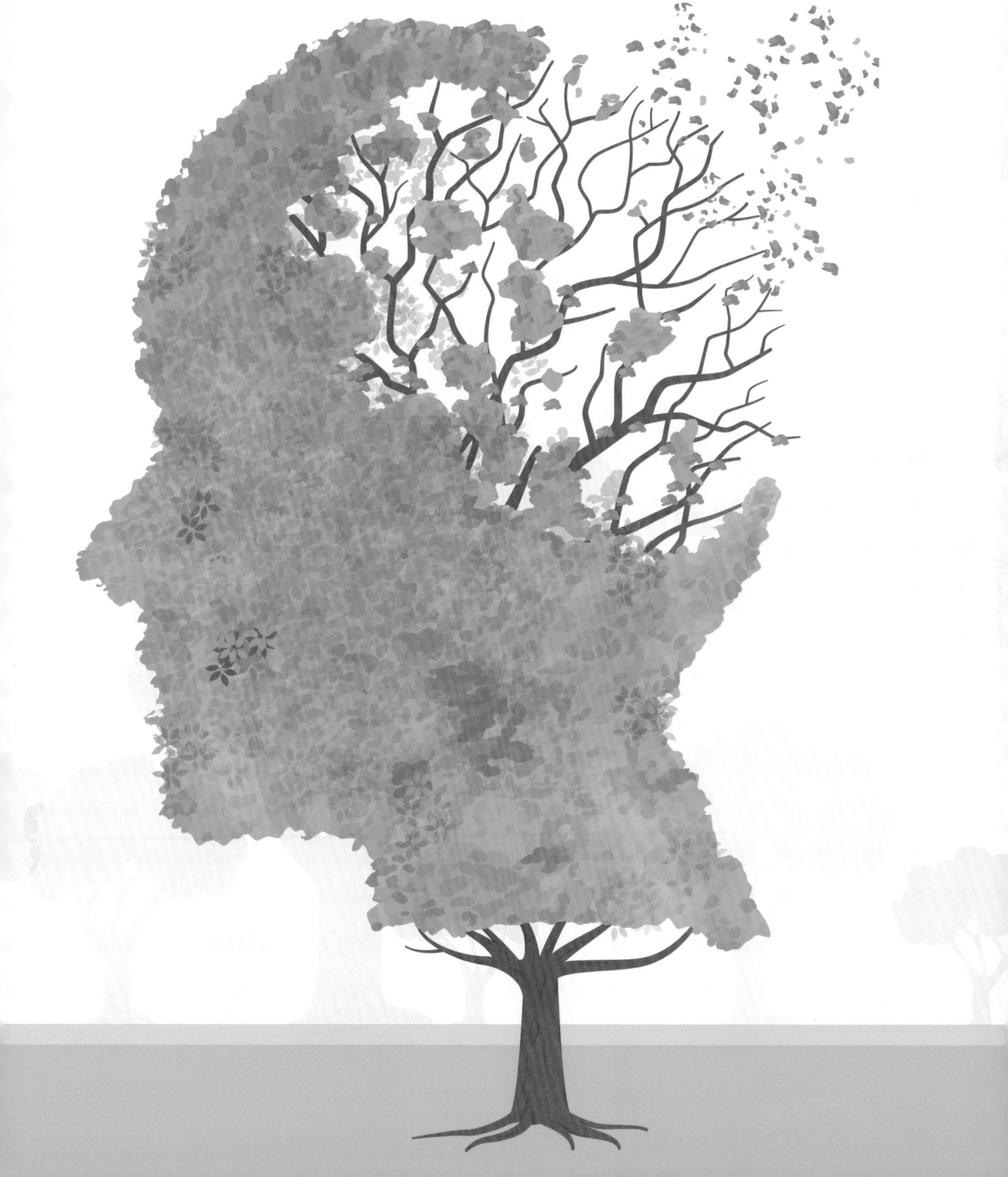

大脑食物

与其他器官一样，脑需要持续提供水和营养来维持健康，并为其高效运转提供能量。

给脑补充食物

健康的饮食有益于身心健康。复合性碳水化合物可提供稳定的养料；这些物质多存在于全麦面包、糙米、豆类、土豆和红薯中。健康的脂肪对维持脑细胞运转至关重要，这些脂肪来自鱼类、植物油和植物性食物，如鳄梨和亚麻籽。蛋白质可提供氨基酸，而水果和蔬菜则提供水、维生素和膳食纤维。

水分

脑细胞需要充足的水分才能有效工作。研究表明，脱水会损害注意力和精神活动的能力，并对记忆产生负面影响。我们摄入的水有一部分来自食物，而每天喝几杯水有助于保持健康的水合水平。

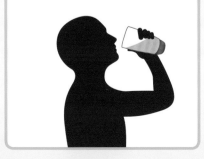

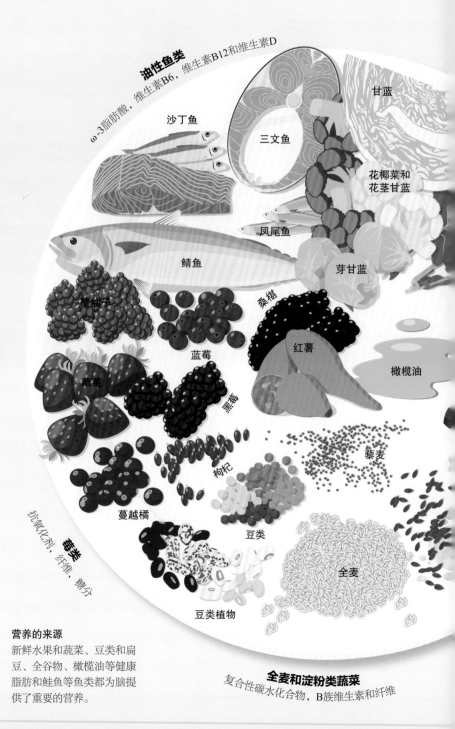

油性鱼类
ω-3脂肪酸，维生素B6，维生素B12和维生素D

沙丁鱼

三文鱼

甘蓝

花椰菜和花茎甘蓝

凤尾鱼

芽甘蓝

鲭鱼

覆盆子

桑椹

蓝莓

红薯

橄榄油

草莓

黑莓

藜麦

枸杞

蔓越橘

豆类

全麦

抗氧化剂，纤维，糖分

莓类

豆类植物

营养的来源
新鲜水果和蔬菜、豆类和扁豆、全谷物、橄榄油等健康脂肪和鲑鱼等鱼类都为脑提供了重要的营养。

全麦和淀粉类蔬菜
复合性碳水化合物，B族维生素和纤维

60%的脑组织是脂肪，需要稳定的能量供应

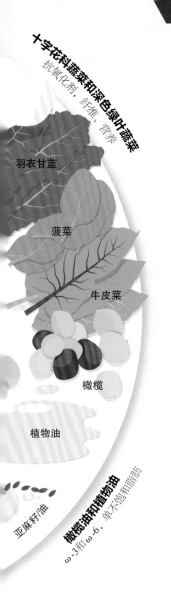

十字花科蔬菜和深色绿叶蔬菜
抗氧化剂，纤维、营养

羽衣甘蓝

菠菜

牛皮菜

橄榄

植物油

亚麻籽油

橄榄油和植物油
ω-3和ω-6，单不饱和脂肪

重要的营养素

人们发现，食物中的某些营养素可以改善或维持特定的脑功能。这些物质包括维生素和矿物质、ω-3和ω-6脂肪酸、抗氧化剂和水。这些重要的营养素有助于维持脑细胞的健康，使细胞能够快速有效地传递信号，减少炎症和自由基（损伤细胞、蛋白质和DNA的原子）的损伤，并帮助细胞形成新的连接。它们还可以促进神经递质的产生和增强其功能。因此，经常食用含有这些营养素的食物对记忆、认知、注意力和情绪都有益。

营养素	益处	来源
ω-3和ω-6脂肪酸	帮助维持脑内的血液流动和细胞膜；帮助记忆，降低抑郁、情绪障碍、中风和痴呆的风险	鱼类（如鲑鱼、沙丁鱼、鲱鱼、鲭鱼）、亚麻籽油、菜籽油、核桃、松子、巴西坚果
B族维生素	维生素B6、B12和叶酸，支持神经系统功能；胆碱有助于神经递质的产生	鸡蛋、全谷类食品（如燕麦片）、糙米、全麦面包、十字花科蔬菜（卷心菜、西兰花、花椰菜、甘蓝）、芸豆和大豆
氨基酸	支持神经递质的产生，辅助记忆和帮助集中注意力	有机肉、放养的家禽、鱼、蛋、奶制品、坚果和种子
单不饱和脂肪	帮助维持血管健康，以及支持一些如记忆这样的功能	橄榄油、花生、杏仁、腰果、榛子、山核桃、开心果、鳄梨
抗氧化剂	当自由基存在时，帮助脑细胞免受炎症损伤；改善老年人的认知功能和记忆能力	黑巧克力（至少70%的可可）、莓类、石榴和石榴汁、研磨咖啡、茶（特别是绿茶）、十字花科蔬菜、深色绿叶菜、大豆及其制品、坚果和种子、坚果黄油（如花生）、黄油和芝麻酱
水	使脑保持水分含量，从而进行有效的化学反应	自来水（特别是"硬水"）、水果和蔬菜

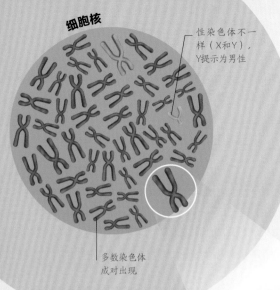

细胞核

性染色体不一样（X和Y），Y提示为男性

多数染色体成对出现

染色体

人有大约2万个基因，它们存在于染色体上。每个细胞核中有22对染色体（称为常染色体），外加一对性染色体（女性为相同的X、X染色体，而男性为不相同的X、Y染色体）。

基因总是活跃的吗？

每个携带DNA的细胞都有一整套基因，但许多基因通常只在身体的一个部位（如脑），或在生命的某一阶段（如婴儿期）活跃。

DNA和基因

DNA分子是一条长而弯曲的链，由一对对称为碱基的化学物质组成。碱基是遗传密码的"字母"，每一个碱基边都有一个糖-磷酸主链。当细胞分裂时，有一半的DNA进入每个新细胞。此外，我们从母亲和父亲各继承一条染色体，因此父亲或母亲均贡献了我们一半的基因。

什么是基因？

基因是脱氧核糖核酸（DNA）长分子的一部分，它包含控制身体发育和功能的密码。我们从父母那里继承了他们的基因。这些基因产生蛋白质，可以塑造身体特征，如眼睛的颜色，或调节化学反应。基因会"开启"或"关闭"这些特征，或使它们变得更强或更弱。

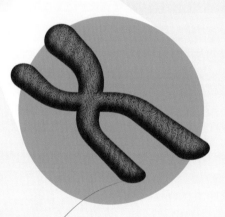

DNA螺旋本身是紧密盘绕的

单侧的碱基与另一侧的互补碱基配对

每条链的外缘由糖和磷酸分子构成

腺嘌呤、胸腺嘧啶、鸟嘌呤和胞嘧啶四种碱基按特定的顺序排列，编码我们的遗传信息

腺嘌呤（红色）总是与胸腺嘧啶（黄色）结合

基因和脑

基因控制着人的身体，包括脑的发育和功能。基因与环境一起塑造着我们从一个受精卵到成为老年人的一生。

突变

当细胞分裂时，双链DNA分裂成单链，每个碱基与一个新的互补碱基配对，形成DNA的两个新副本。但是，有时在复制的过程中，DNA的序列会发生改变。这可能导致基因产生一种不同的蛋白质，或使其原来编码的蛋白质完全停止工作。基因突变可能在一生中任何时候发生，但也可能自父母那里遗传而来。

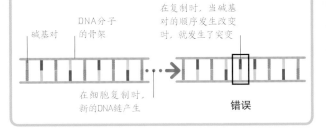

DNA分子的骨架

碱基对

在复制时，当碱基对的顺序发生改变时，就发生了突变

在细胞复制时，新的DNA链产生

错误

基因缺陷如何影响脑

基因并不能直接控制行为，但是它们控制着神经细胞的数量和特征，而神经细胞的行为决定了我们的脑功能。例如，一些基因会影响神经递质的水平，而神经递质又会调节记忆、情绪、行为和认知等功能。一个有缺陷的基因可能无法产生维持大脑健康功能所需的蛋白质，或者可能增加患阿尔兹海默病等疾病的风险。有些基因缺陷从父母那里遗传而来。此处显示了两种遗传模式。

常染色体显性遗传
在常染色体显性遗传病中，如亨廷顿氏病，父母双方仅一方将有缺陷的基因遗传给孩子。

受影响的父母一方　　不受影响的父母一方

存在缺陷基因

仅存在正常基因

受影响的孩子　　不受影响的孩子

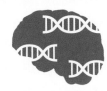

至少三分之一的基因活跃在我们的脑中

鸟嘌呤（蓝色）总是与胞嘧啶（绿色）结合

常染色体隐性遗传
在常染色体隐性遗传疾病中，如Tay-Sachs病[1]，只有父母双方都携带了错误的基因，这种疾病才会发生。携带者本身没有疾病，但可以将有缺陷的基因传递给后代。

父母一方为携带者　　父母另一方亦为携带者

父母一方均只有一个健康基因，另一个基因为缺陷基因

受影响的孩子的两个基因副本均有缺陷

不受影响的孩子

仅为携带者的孩子，其基因一个为正常的，另一个为有缺陷的

1 译者注：中文名为神经节苷脂沉积病

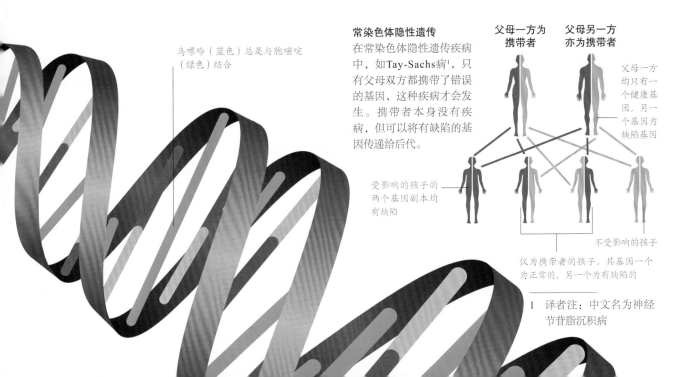

在男性脑中更大的结构

♂

丘脑

这一区域是大脑皮层和深层结构之间的"中转站"，在男性中比在女性中更大。女性丘脑的两侧更容易相连，但这一特征的意义尚不清楚。

在女性脑中更大的结构

♀

胼胝体

在女性中，连接脑左右半球的胼胝体更大。这与女性更强的认知能力有关，可能是由于双侧脑半球共享脑的功能，而在男性的脑中无此种现象。

在男性的脑中更大的结构

♂

海马体

男性的前海马更大，前海马负责获取和编码新的空间视觉信息；而女性的后海马更大，后海马负责检索现有的空间视觉知识。

身体差异

男女性别之间的差异始于受孕时的性染色体：女性为XX，男性为XY。在母体子宫中，孕期母体释放的睾丸激素使男性胎儿"男性化"，引发脑和身体结构性别差异加大。随着我们的成长和发育，这些差异将出现在许多不同的脑结构中（见右图）。性别之间的认知和技能差异是从儿童时期就存在的。成年男性的脑平均比成年女性的脑大8%～13%。此外，成年男性的脑在体积和皮质厚度上的变化也往往比女性大。

男性和女性的脑

科学家们发现男性和女性的脑有着很明显的差异。然而，这些差异如何影响我们对周围事物的态度、活动及反应尚不十分清楚。这些差异可能来自脑在生活中的使用方式，以及它的物理形态的不同。

所有人类胚胎的脑都是从女性脑开始其生命的，"创造"男性需要额外的荷尔蒙

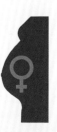

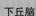

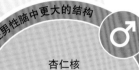

在男性脑中更大的结构 ♂

下丘脑
下丘脑中，控制男性典型性行为和压力反应的某些区域在异性恋的男性中比在女性或同性恋的男性中更大。

在男性脑中更大的结构 ♂

杏仁核
杏仁核参与情绪反应、决策和形成情绪记忆，男性的杏仁核稍大。然而，不同性别间，对消极和积极情绪刺激的反应是明显不同的。

脑的结构
成年男性和成年女性的脑中有几个区域存在可量化的生理差异。主要区域如图所示。这些差异是如何影响认知和心理的，目前正在进行科学研究。

功能上的差异

男性和女性的脑在功能和结构上都有所不同。男性的脑似乎更"侧化"（左右半球的功能差异更大）。男性在认知能力上的差异也大于女性。这些变化部分是基于"连接体"的结构，也就是脑的各部分之间的神经连接网络（见下文）。它们也是激素作用和外界影响的结果，并贯穿人的一生。特别是，社会环境和经历不断地塑造我们的神经通路，帮助我们完成男性或女性的典型任务。

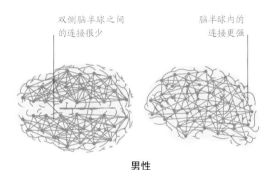

双侧脑半球之间的连接很少　　脑半球内的连接更强

男性

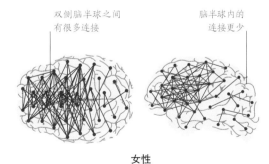

双侧脑半球之间有很多连接　　脑半球内的连接更少

女性

连接体
一项对900多个脑进行成像的研究发现，男性脑在脑半球内部连接性更强，而女性脑在脑半球之间有更紧密的连接。男性在空间处理方面表现较好，而女性在文字和面孔的注意和记忆方面得分较高。

非二进制的脑

研究发现，同性恋者和变性人有某些独特的脑结构。例如，在同性恋和异性恋男性中，下丘脑的某些部分（见上文）不同。而与异性恋的男性相比，在异性恋的女性中，壳核（参与学习和运动调节）中有更多的灰质。

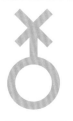

非二进制符号

音乐脑

演奏音乐涉及脑的多个部分。一项研究比较了专业音乐家和业余音乐爱好者的脑，结果发现，专业音乐家在与运动、听觉和视觉空间推理相关的脑区域有更大的灰质体积。这项研究的发现提示了脑是如何对环境进行适应性反应的（花几个小时用一种乐器重复排练）。

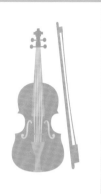

成人脑中的海马体每天大约产生700个新的神经元

基因和环境

人们生来就有一个遗传自父母的DNA"模板"：这是影响脑活动，如认知能力和行为的"自然"因素。然而，在一个人的一生中，其神经网络能够根据其躯体和社会经验而发生适应和改变（"培养"）。强大和持续的环境影响会改变脑结构，也会影响基因的工作方式，这一过程被称为表观遗传改变。

自然和培养

"自然"和"培养"作为对脑的两种基本影响，有时被视为对立的力量。然而，它们之间存在着一种动态的相互作用，这种作用贯穿人的一生。

自然

染色体

我们从父母那里遗传他们的染色体，而染色体中包含着我们的DNA。在受精时，染色体就已决定了胚胎的性别（其中，XX为女性，而XY为男性）。染色体异常也可以导致一些疾病或发育问题。

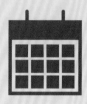

DNA

一些精神特征，例如抑郁倾向，与特定的基因有关，但这通常涉及几十个甚至上百个基因的共同作用。一个人遗传到这样的基因越多，他（她）出现这种精神特征的可能性就越大。

表观遗传变化何时发生？

从在母亲子宫中发育到老年时期，表观遗传变化可以在人生命中的任何时刻由环境因素导致。

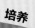

物理环境

对儿童的研究发现，如果孩子在贫困的家庭长大，其脑中与记忆、语言处理、决策制订、自我控制等相关的区域可能受到损伤。而一个安全、幸福、有趣的家庭则可以减少这些伤害。

压力水平

儿童的慢性情绪压力会损害杏仁核、海马体和额叶的发育，导致记忆、情绪和学习方面的问题。压力限制了调节神经元网络生长的基因的作用。然而，适度的"积极"压力（乐趣）可以帮助学习。

饮食

富含 ω-3 脂肪酸、B 族维生素和抗氧化剂的健康膳食可以使血管保持健康，改善脑内的血流。同时，在老年人中，这些营养素也与记忆的改善及认知功能的维持有关。

社交网络

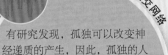

有研究发现，孤独可以改变神经递质的产生，因此，孤独的人从社会交往中获得的回报较少，更容易将他人的态度误解为威胁。而保持密切的社会关系则可以帮助人们维持记忆和认知能力。

表观遗传改变

在人的一生中，基因使用（或表达）方式发生的变化称为表观遗传改变。这种改变会影响基因功能，而不是基因结构。表观遗传改变可以遗传给一个人的孩子，尽管这种改变可能只持续几代。在人脑中，表观遗传改变可以影响学习、记忆、寻求奖赏和对压力的反应等功能。表观遗传改变主要有两种形式：一种是DNA甲基化，即化合物与DNA的结合；另一种是组蛋白修饰，它改变了DNA缠绕的紧密程度。

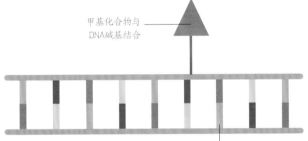

甲基化合物与DNA碱基结合

DNA甲基化
在这个过程中，甲基化合物分子附着在基因DNA序列中的一个碱基上。其作用是阻止或限制该基因的活动。

绝大多数序列的碱基对未发生改变

对双胞胎的研究

对双胞胎的研究揭示了某个特定的特质，如智商（IQ）有多少是由遗传引起的，又有多少是由环境导致的。大多数双胞胎在同一个家庭长大；然而，同卵双胞胎共享100%的基因，而非同卵双胞胎只共享50%的基因。如果一种特征在同卵双胞胎中比在异卵双胞胎中更明显，或在出生时即分开的同卵双胞胎中更明显，则说明对这种特征来说，遗传比环境更重要。

生物学父母　　　　　　　　　养父母

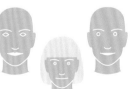

非收养双胞胎　　　　　　　　收养双胞胎

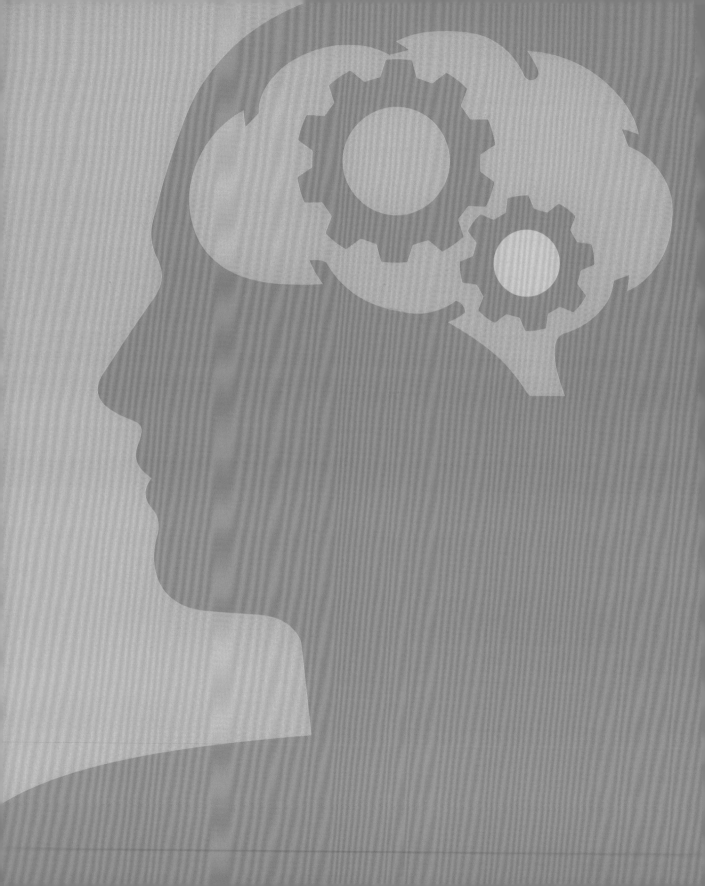

脑的功能

和感觉

感觉世界

为了在环境中生存，我们必须能够对物理、化学和生物现象产生的刺激做出反应，并与之互动，这就需要用到视觉、听觉、嗅觉、味觉和触觉。身体中的传感器接收这些信号并将其发送到我们的脑中进行解码。

感觉

每种感觉都有自己的探测器。这些探测器大多数位于身体的某个特定区域，只有触觉会扩散到皮肤及身体内部。尽管每一种感觉的神经元和受体主要专注于该种感觉，但它们有时也可以重叠。感官信息不断地传输到脑，但只有一小部分的输入可到达意识层。即便如此，"未被注意"的信息仍然可以指导我们的行为，特别是在我们的第六感本体感觉中。本体感觉传递着关于身体在空间中位置的信息。

当你饥饿的时候，嗅觉会增强

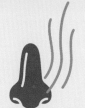

触觉
触觉神经元被认为是胚胎期在母体子宫中首先发育的感觉，对压力、温度、振动、疼痛和轻微的触摸都有反应。触觉是人类与环境和其他人进行物理接触的方式。

听觉
空气中的声波被耳朵收集并传输到颅骨中，随后被耳蜗转化为电脉冲。听觉是人类出生时最发达的感官，但直到一岁时才完成发育。

视觉皮层

视觉
视觉涉及眼睛后部的传感器，这些传感器将光线转换成电信号。电信号被传送到脑的后部，被转换成颜色、精细的细节和运动。我们只需半秒钟就能看到物体。

通感（联觉）

通感是指一种刺激可以同时被两个或两个以上的感官所解读的情况。在通感最常见的形式中，人们把一个数字或单词看作一种颜色。每个通感者都有自己的色彩联想。几乎所有的感官组合都会受到影响，但三种或三种以上感觉的组合是罕见的。

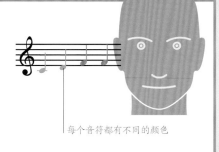

每个音符都有不同的颜色

运动皮层

体感皮层

初级味觉区域

听觉皮层

次级味觉区域

嗅觉皮层

本体感觉

脑不断地处理来自关节和肌肉的信息，这些信息告诉脑身体在空间中的位置。这让我们保持直立，让我们不需要有意识的努力就可以做动作，比如上楼梯。

味觉

味觉的重要性在于帮助我们确定什么是安全和有营养的食物。味觉感受器只接收五种基本的味觉：甜、咸、苦、酸和鲜。我们需要嗅觉来帮助辨别味道。

嗅觉

尽管人类只有400个嗅觉感受器，但可以闻到多达一万亿种不同的气味。气味对我们的生存很重要，因为一旦出现危险的物质或事件，比如一些正在燃烧的东西，味觉可以对我们发出警告。嗅觉在味觉中也起着关键作用。

皮层的感觉区

感觉受体的输入信号到达大脑皮层的不同区域。尽管这些区域是分开的，但它们通常可以对来自另一种感觉的输入做出反应。例如，如果伴随有声音，则视觉神经元在弱光环境下会有更好的反应。

人体有多少种感觉？

科学家认为，包括此处描述的六种感觉在内，根据人体内不同受体类型的数量，可能有多达20种感觉。

看见

眼睛可能是我们五种感官中最重要的。它可以收集物体反射的光线，并将这些信息通过视神经传递至脑。

眼睛的结构

眼球的直径约为2.5厘米（1英寸）。在眼睛的后部是含有感光细胞的视网膜，这些感光细胞通过神经元与视神经相连。眼球内部充满了胶状物质。眼睛前面有一个孔（瞳孔），后面有一个透明的晶状体。瞳孔周围是一圈有色肌肉即虹膜，它控制着进入眼睛的光线。角膜是一层透明的膜，覆盖在虹膜上，并与被称为巩膜的白色外膜融合。

为什么当我打喷嚏的时候会闭上眼睛？

当鼻腔的刺激物触发脑干控制中心时，会引起广泛的肌肉收缩，这些收缩的肌肉也包括眼睑的肌肉。这样，当你打喷嚏时，就会出现短暂的眨眼。

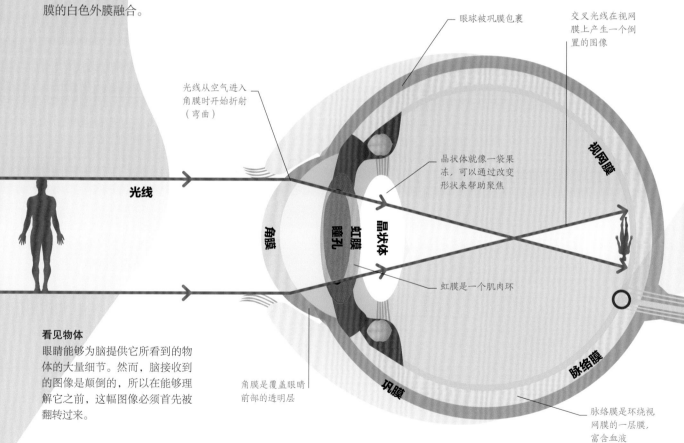

眼球被巩膜包裹

交叉光线在视网膜上产生一个倒置的图像

光线从空气进入角膜时开始折射（弯曲）

晶状体就像一袋果冻，可以通过改变形状来帮助聚焦

光线

视网膜

角膜　瞳孔　虹膜　晶状体

虹膜是一个肌肉环

脉络膜

巩膜

角膜是覆盖眼睛前部的透明层

脉络膜是环绕视网膜的一层膜，富含血液

看见物体
眼睛能够为脑提供它所看到的物体的大量细节。然而，脑接收到的图像是颠倒的，所以在能够理解它之前，这幅图像必须首先被翻转过来。

1 光线进入眼睛
光线通过瞳孔穿过角膜进入眼睛。瞳孔由虹膜环绕，虹膜为一圈有色的肌肉环，可通过收缩或舒张瞳孔来调整进入眼睛的光线。

2 晶状体和聚焦
晶状体位于虹膜的后方，光线在此处发生弯曲，从而在视网膜上形成图像。同时，晶状体与肌肉相连，使其能够改变形状：视远物时，晶状体会变得更扁平；而视近物时，则变得更厚。

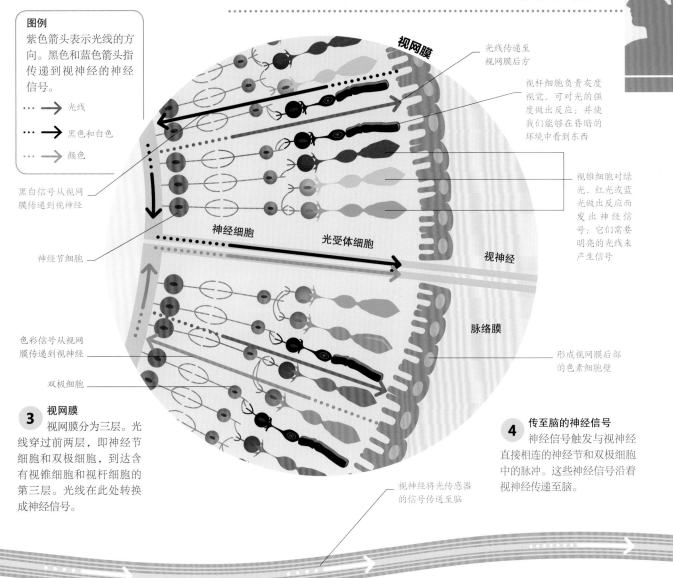

图例

紫色箭头表示光线的方向。黑色和蓝色箭头指传递到视神经的神经信号。

····→ 光线

····→ 黑色和白色

····→ 颜色

黑白信号从视网膜传递到视神经

神经节细胞

色彩信号从视网膜传递到视神经

双极细胞

视网膜

光线传递至视网膜后方

视杆细胞负责灰度视觉，可对光的强度做出反应；并使我们能够在昏暗的环境中看到东西

视锥细胞对绿光、红光或蓝光做出反应而发出神经信号；它们需要明亮的光线来产生信号

神经细胞

光受体细胞

视神经

脉络膜

形成视网膜后部的色素细胞壁

3 视网膜
　视网膜分为三层。光线穿过前两层，即神经节细胞和双极细胞，到达含有视锥细胞和视杆细胞的第三层。光线在此处转换成神经信号。

4 传至脑的神经信号
　神经信号触发与视神经直接相连的神经节和双极细胞中的脉冲。这些神经信号沿着视神经传递至脑。

视神经将光传感器的信号传送至脑

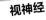

视神经

眼球的大小在你的一生中保持不变

盲点

　　为了与脑相互连接，视网膜的神经纤维必须穿过眼球后部以形成视神经。这就形成了一个没有光感受器的"盲点"。但是我们并不会注意到这一点，这是因为每只眼睛都提供有关场景的数据，而脑则可利用来自另一只眼睛的信息来"补全"（我们所看见的）画面。

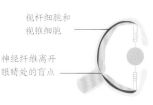

视杆细胞和视锥细胞

神经纤维离开眼睛处的盲点

人类的眼睛

视觉皮层

来自眼睛的神经信号必须经过大脑的所有通路才能到达专门解码信息的区域，这个区域叫作视觉皮层。

大脑皮层的结构

视觉皮层在脑的两个半球都存在，并进一步分为八个主要区域，每个区域都有不同的功能（见对侧页的表）。视觉信号从视网膜经丘脑和外侧膝状体传递到初级视觉皮层（V1）。然后，原始数据通过不同的视觉区域，提供关于形状、颜色、深度和运动的不同细节，以合成图像。一些区域提供有助于立即识别熟悉对象的信息，另一些区域则提供有助于空间定位或视觉运动技能的信息。

3 识别面孔
提示面孔的特征被发送到人脸识别区域和杏仁核，并在那里搜索能够提示面孔识别的细节。

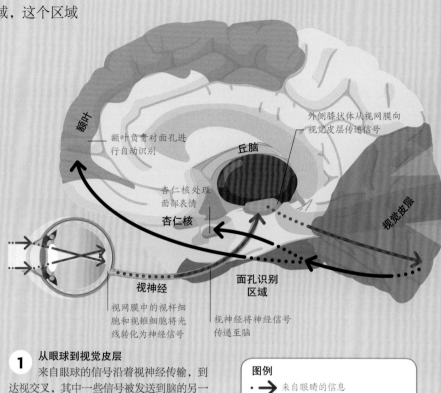

额叶

额叶负责对面孔进行自动识别

丘脑

外侧膝状体从视网膜向视觉皮层传递信号

杏仁核处理面部表情

视觉皮层

杏仁核

视神经

面孔识别区域

视网膜中的视杆细胞和视锥细胞将光线转化为神经信号

视神经将神经信号传递至脑

1 从眼球到视觉皮层
来自眼球的信号沿着视神经传输，到达视交叉，其中一些信号被发送到脑的另一侧。随后，信号传递到外侧膝状体，后者将信号转发到视觉皮层进行处理。

图例
- • → 来自眼睛的信息
- → 面孔识别通路

立体视觉

3D视觉，也就是所谓的立体视觉，是由我们的双眼直视前方并一起移动产生的。由于两眼之间的距离稍有不同，因此从每个眼睛接收到不同的视图，尽管它们会有很小程度上的重叠。脑通过计算每只眼睛的空间信息来创建一个完整的图像，并利用以前的经验来缩短处理时间和填补空白。

交换方向

在一个称为视交叉的交叉点，来自双眼视网膜左侧的神经轴突连接并继续传到左侧视觉皮层。同样地，来自双眼视网膜右侧的神经轴突则连接并继续传到右侧视觉皮层。

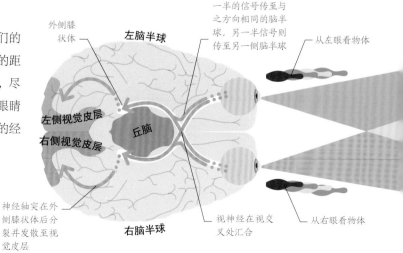

一半的信号传至与之方向相同的脑半球，另一半信号则传至另一侧脑半球

从左眼看物体

外侧膝状体

左脑半球

左侧视觉皮层

右侧视觉皮层

丘脑

神经轴突在外侧膝状体后分裂并发散至视觉皮层

视神经在视交叉处汇合

右脑半球

从右眼看物体

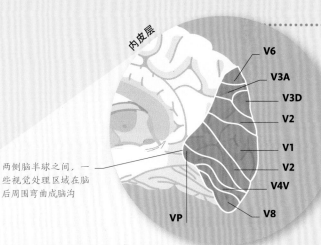

内皮层

V6
V3A
V3D
V2
V1
V2
V4V
V8
VP

两侧脑半球之间，一些视觉处理区域在脑后周围弯曲成脑沟

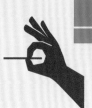

视觉皮层非常薄，仅有2毫米

后面观

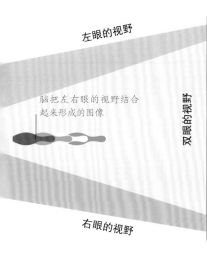

视觉皮层位于枕叶

V7
V3A
V3
V2
V4D
V1

2 视觉皮层
神经信号通过大脑皮层的不同层次，每一层都为图像增加了更多的信息。视觉皮层需要半秒钟的时间来评估图像，并将其变为一种有意识的感知。

视觉皮层的区域	
区域	**功能**
V1	对视觉刺激做出反应
V2	传递信息，并对复杂形状做出反应
V3A, V3D, VP	记录角度和对称性，并将运动和方向结合起来
V4D, V4V	对颜色、方向、形状和动作做出反应
V5	对动作做出反应
V6	检测视野周边的运动
V7	参与理解对称性
V8	可能参与颜色处理

左眼的视野

脑把左右眼的视野结合起来形成的图像

双眼的视野

右眼的视野

视野

灵长类动物有很大的立体视野，与食草动物或大多数鸟类相比，能更好地判断距离。然而，它们在身后有一个盲区，只有转头才能看得到。两侧和头顶有眼睛的动物有更广阔的二维视野和对周围更全面的感知。

兔子

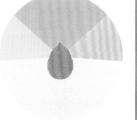

人类

○ 左眼视野　　　　○ 右眼视野　　　　○ 双眼视野　　　　盲区

我们如何看见

看可以是有意识的，也可以是无意识的；每种类型都有自己的路径。有意识的看可以帮助识别物体，而无意识的看则可以帮助引发动作。

新生儿仅可以看见黑色、白色和红色

细胞区域V1

从眼睛传来的信号首先由初级视觉皮层（V1）接收。初级视觉皮层的神经元对基本的视觉信号，包括方位、物体运动的方向，以及模式识别敏感。

细胞区域V2

在次级视觉皮层（V2），一些神经元可改善由V1形成的图像，锐化线条和复杂形状的边缘。其他神经元则完善了对物体颜色的最初解读。

细胞区域V3

视觉区域3（V3）参与角度、位置、深度和形状的方向的分析。同时，V3区域还参与物体方向及速度的处理。其中少量细胞对颜色也很敏感。

视觉皮层通路

跟着路径走

当视觉信息由视觉皮层的各层处理时，它分成两条路径，即上部（或称背侧）路径和下部（或称腹侧）路径。这两条路径分开的地方存在一定的不确定性，但是背侧路径负责处理我们对自己在哪里，以及我们相对周围事物如何移动的空间意识，而腹侧路径则帮助我们发现、识别我们看到的东西并进行分类。背侧路径在评估重要情况时很重要，特别是在需要立即采取行动以规避危险的情况下，例如在远离飞行物时。当这种情况发生时，腹侧路径被降到次要位置，因为它所携带的信息并不重要。

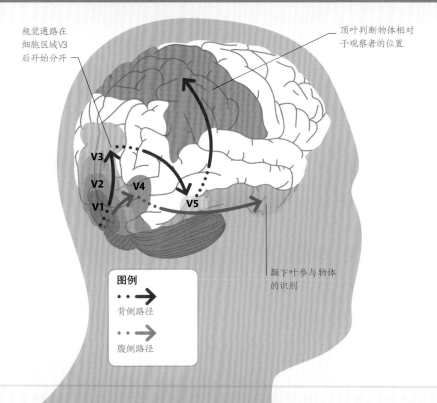

视觉通路在细胞区域V3后开始分开

顶叶判断物体相对于观察者的位置

V3
V2
V4
V1
V5

颞下叶参与物体的识别

图例

⋯▶ 背侧路径

⋯▶ 腹侧路径

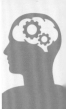

细胞区域V5

颞中区（V5）可判断物体运动的总体方向，但不能判断物体的某些组成部分的方向。例如，V5可处理一群鸟的总体飞行方向，而不能处理这群鸟中单独的某只鸟的飞行方向。V5区同时还可分析我们自身的运动。

顶叶

顶叶可测量一个物体距离观测者的相对深度和位置。这使得人们可以立即做出行动，例如躲开一个正快速抛向他们的物体。

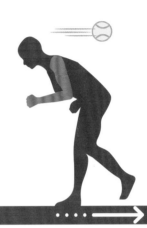

"在哪里"路径（背侧路径）

无意识的视觉

背侧路径将视觉信息传送到顶叶，路经负责计算物体的位置、时间和运动并制订相应计划的区域。所有这些都是在没有任何意识的情况下发生的。

有意识的视觉

腹侧路径为我们所看到的物体添加了更多信息，如颜色和形状。视觉信息进入颞叶，在那里与视觉记忆相匹配以帮助识别物体。在这里视觉刺激变成有意识的感知。

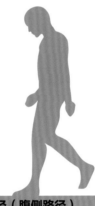

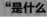

"是什么"路径（腹侧路径）

细胞区域V4

视觉区域V4参与颜色、质地、方向、形状及动作的理解。该区域包含主要的颜色敏感性神经元，在理解物体间的距离方面具有重要作用。

颞下叶

信号继续向前传输至颞下叶的梭状回，后者的功能涉及对复杂形状、物体和面孔的识别。梭状回与海马体相连，可帮助新记忆的形成。

什么是面孔失认症？

这是由颞叶下叶的损伤造成的，即使是近亲的面孔也无法识别。患者必须学会用其他方式认识人。

知觉（感知）

　　由于视觉处理发生在几微秒以内，大脑有时很难理解眼睛传回的信息，因此导致我们对自己看见的事物产生了怀疑。

处理一个场景

　　当我们看到一个场景时，并不是真的在注视画面的全部。相反，眼睛会反复扫描一系列指甲盖大小的区域，而这些区域是我们的脑感兴趣的点。其余部分会变得模糊，直到注意力转移到一个新的区域。面孔往往是场景中的主要焦点，因为我们的脑被设定来寻找面孔，因此倾向于在最不显眼的地方看到面孔样的图像，比如烤面包片上的焦痕。当仔细观察目标物体的细节时，意识脑区会将场景的故事和每个物体的背景结合起来。

扫描细节

看一张复杂的图片，比如这张咖啡厅的场景，会激活一个过程，这个过程将目标对象（比如人）与背景区分开，然后选择将目标的哪一部分作为焦点。

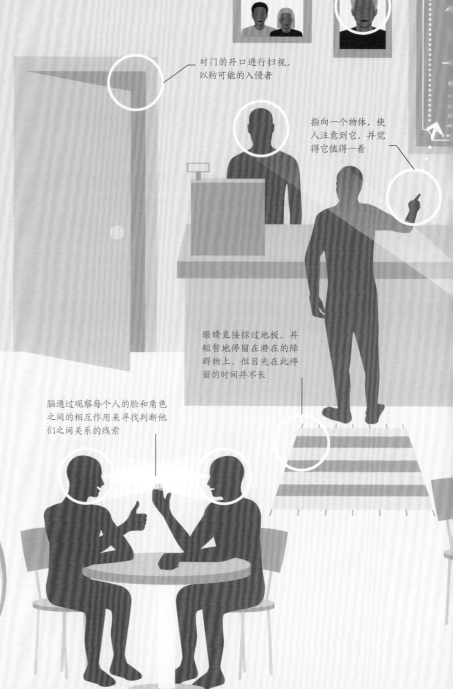

脑对面孔很感兴趣，以至于对图片中出现的面孔都会进行研究

对门的开口进行扫视，以防可能的入侵者

指向一个物体，使人注意到它，并觉得它值得一看

眼睛直接掠过地板，并短暂地停留在潜在的障碍物上，但目光在此停留的时间并不长

脑通过观察每个人的脸和角色之间的相互作用来寻找判断他们之间关系的线索

为什么我们会在无生命的物体上看到面孔？

幻想性错觉（看到本身并不存在的面孔）可能是一种生存本能，以确保我们对敌人或掠食者的危险特征保持警惕。

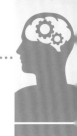

错觉

当眼睛看到的东西被脑以一种与现实不符的方式解释时，就会产生错觉。当多个相互竞争的信号进入脑，它倾向于寻找熟悉的模式。脑还试图预测下一步会发生什么，以弥补刺激和感知之间的轻微时间延迟。这两个事实都会导致我们的脑对视觉刺激产生误解。错觉主要分为三类：生理错觉、认知错觉和物理错觉。

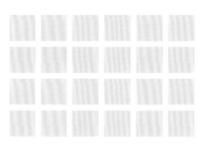

赫尔曼网格

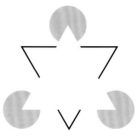

卡尼萨三角错觉

生理错觉

生理错觉被认为是由过度或相互竞争的刺激引起的，如亮度、颜色、运动和位置。在这个格子里，当你的眼睛掠过交叉点时，灰色的斑点似乎出现在交叉点上，但当你盯着它们看时，它们就消失了。

认知错觉

在观察物体时当大脑对运动或视角做出假设时，就会产生认知错觉。有时，这会导致脑在两个不同的图像之间切换，或者看到一个本身并不存在的形状。

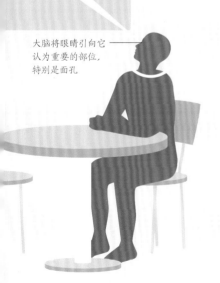

也会去跟随别人注视的方向

大脑将眼睛引向它认为重要的部位，特别是面孔

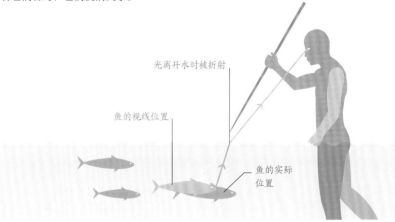

光离开水时被折射

鱼的视线位置

鱼的实际位置

折射

物理错觉

物理错觉是由物理环境，特别是水的光学性质引起的。脑不会想到光线在水和空气之间的弯曲方式，所以认为鱼的位置比鱼实际所处的位置要远。

一些哺乳动物和鸟类也被视觉错觉所迷惑

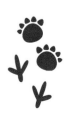

我们如何听见

这个世界充满了声音。声音以声波的方式在空气中传播，直到传达到我们的耳朵。声波在耳朵中被转换成电脉冲，并被发送到脑中解码成有意义的声音。

拾音

听觉包括将声波转换成脑可以解析的电脉冲。声波从外耳传到中耳，引起中耳一系列骨骼和膜的振动。随后这些振动到达耳蜗，变成电脉冲。电脉冲被传递到脑干和丘脑，脑干和丘脑感知其方向、频率和强度。然后，这些数据被发送到听觉皮层的左右两侧进行处理。左侧听觉皮层负责识别声音并赋予其含义，而右侧听觉皮层则评估声音的质量。

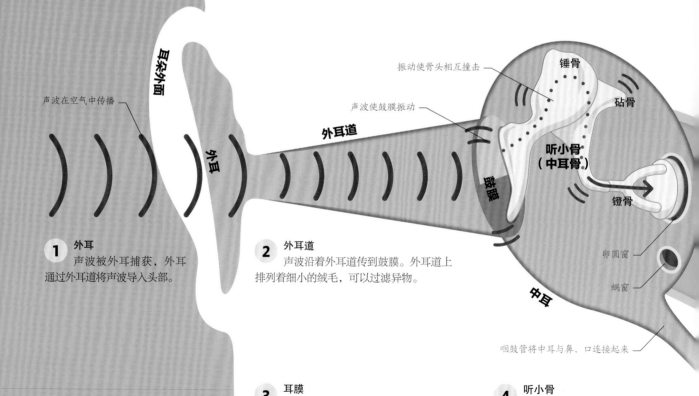

耳朵外面

声波在空气中传播

外耳

外耳道

振动使骨头相互撞击

声波使鼓膜振动

锤骨

砧骨

听小骨
（中耳骨）

镫骨

鼓膜

卵圆窗

蜗窗

中耳

咽鼓管将中耳与鼻、口连接起来

1 外耳
声波被外耳捕获，外耳通过外耳道将声波导入头部。

2 外耳道
声波沿着外耳道传到鼓膜。外耳道上排列着细小的绒毛，可以过滤异物。

3 耳膜
耳膜或称鼓膜，是在外耳和中耳之间形成屏障的一层薄薄的纤维组织。当声波沿着外耳道向上传播并敲击它时，鼓膜就会振动。

4 听小骨
振动通过鼓膜传递到听骨，它是由一组彼此相连的骨头——锤骨、砧骨和镫骨组成的。镫骨牵拉另一层称为卵圆窗的膜，再将声音传递至内耳。

过滤噪声

　　在繁华的街道上，有很多相互干扰的声音，但你仍然可以听到有人在你旁边说话。这是因为初级听觉皮层可以过滤掉不必要的声音，并增强它想听到的声音信号。初级听觉皮层通过抑制对持续的声音（如来往车辆）进行回应，同时增强动态的声音（如语音）并主动聆听它们来实现这一目的。

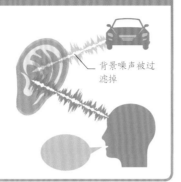

背景噪声被过滤掉

9　初级听觉皮层
　　在经过丘脑进行中间处理后，初级听觉皮层解释每种声音的特征。初级听觉皮层还与其他的皮层区域一起协作，来识别声音的类型。

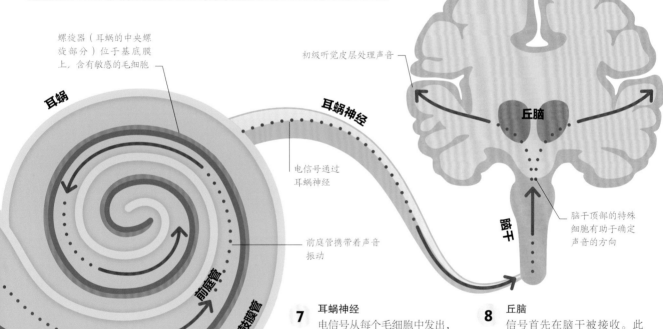

螺旋器（耳蜗的中央螺旋部分）位于基底膜上，含有敏感的毛细胞

初级听觉皮层处理声音

耳蜗

耳蜗神经

电信号通过耳蜗神经

前庭管携带着声音振动

丘脑

脑干

脑干顶部的特殊细胞有助于确定声音的方向

前庭管

鼓膜管

螺旋器

振动回到蜗窗

内耳

7　耳蜗神经
　　电信号从每个毛细胞中发出，并通过耳蜗神经末梢传递。这些神经末梢连接在一起形成耳蜗神经。耳蜗神经负责向脑干中的特殊神经元群传递信号。

8　丘脑
　　信号首先在脑干被接收。此后，它们到达丘脑的特殊神经元进行处理。这些信号随后被发送到初级听觉皮层，而初级听觉皮层也将信息反馈给丘脑。

5　耳蜗
　　耳蜗里有三根充满液体的管道。振动以波状形式沿着前庭管传到螺旋器的基底膜。残余振动沿鼓膜管返回蜗窗。

6　螺旋器
　　基底膜的运动使螺旋器中敏感的毛细胞发生弯曲。螺旋器是听觉的主要器官。毛细胞将这种运动转变为电信号。

 镫骨是人体内最小的骨头

感知声音

每种声音都是由许多不同的成分组成的。脑必须掌握关于其频率、强度和节奏的所有细节来处理、识别和记忆声音。

这个区域接收来自低频声音的信号

对应耳蜗顶端

初级

次级

第三级

对应耳蜗底端

这个区域接收来自高频声音的信号

听觉皮层

听觉皮层是声音的主要处理中心，它位于颞叶，就在头部两侧太阳穴的下方。

初级听觉皮层识别声音的频率和强度

次级听觉皮层理解复杂的声音，如语言

听觉皮层

第三级听觉皮层将听觉与其他感觉系统整合起来

当基底膜振动时，毛细胞受到干扰

基底膜柔软的部分更容易振动

耳蜗顶端传递低频声音

螺旋器是听觉的主要器官

耳蜗底端传递高频声音

毛细胞列

500 Hz

1,000 Hz

2,000 Hz

4,000 Hz

16,000 Hz

8,000 Hz

基底膜

耳蜗

在听觉皮层内

丘脑发出的信号被发送到初级听觉皮层，后者分为不同的区域，分别对不同频率的声波做出反应。其中一些区域侧重于声音的强度而非声音的频率，而另一些区域则拾取更复杂和独特的声音，如口哨声、敲打声或动物的声音。随后声音信号被传递到第二听觉皮层，后者聚焦于和声、节奏和旋律。第三听觉皮层整合了所有的声音信号，为耳朵听到的全部声音提供一种整体印象。

耳蜗

沿着耳蜗卷曲的区域对不同频率的声音做出反应，这些声音的范围从耳蜗底端的高频声音到耳蜗顶端的低频声音不等。听觉皮层的不同区域则对其进行相应的反应。

音乐和脑

　　音乐涉及脑的许多区域。处理声音的同时，听音乐也会触发脑中的记忆和情感中心，而回忆歌词则涉及语言中心。演奏音乐的要求则更高，在这个过程中，视觉皮层受到阅读音乐的刺激，额叶参与动作计划，运动皮层则协调动作。众所周知，音乐家对双手的控制能力更强，因为音乐需要协调运动控制、体感触觉和听觉信息。与使用右脑半球处理音乐的听众不同，专业音乐家使用左脑半球处理音乐。专业音乐家的脑也有较厚的胼胝体（连接两个脑半球的区域），并且有较大的听觉和运动皮层。

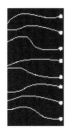

构成听觉神经的纤维数量为3万个

负责音乐的脑区域

扫描显示，听音乐时脑的几个区域是活跃的，而当你演奏乐器或跳舞时，活跃的区域则更多。

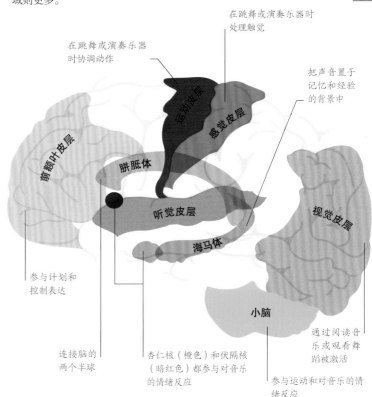

在跳舞或演奏乐器时协调动作

在跳舞或演奏乐器时处理触觉

把声音置于记忆和经验的背景中

运动皮层

感觉皮层

前额叶皮层

胼胝体

听觉皮层

视觉皮层

海马体

参与计划和控制表达

连接脑的两个半球

杏仁核（橙色）和伏隔核（暗红色）都参与对音乐的情绪反应

小脑

通过阅读音乐或观看舞蹈被激活

参与运动和对音乐的情绪反应

高频和低频

　　人类可以听到的声音频率范围很大，而其他动物的听觉范围远超出人类的极限。蝙蝠和海豚等动物在回声定位中使用高频率，而大象和鲸鱼则产生低频率的隆隆声，以实现远距离传播。人类对2000～5000赫兹的频率最敏感，这个频率范围的声音并不需要很大的强度就能被听到。年轻人的听力范围最大，为20赫兹～20千赫，但随着年龄的增长，其高频听力极限会逐渐下降，老年人的高频听力极限为15千赫左右。

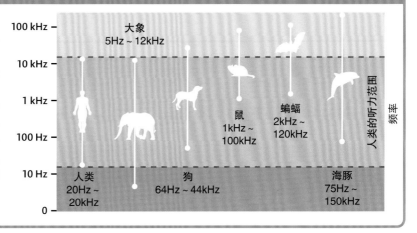

人类的听力范围

频率

大象
5Hz ～ 12kHz

鼠
1kHz ～
100kHz

蝙蝠
2kHz ～
120kHz

人类
20Hz ～
20kHz

狗
64Hz ～ 44kHz

海豚
75Hz ～
150kHz

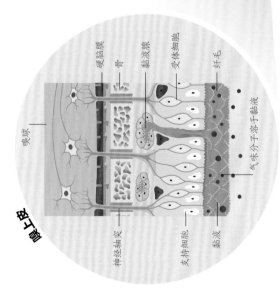

鼻上皮

硬脑膜
骨
黏液膜
受体细胞
纤毛

神经轴突
支持细胞
黏液
气味分子溶于黏液

嗅球

---

3 在脑中

信号随后沿着嗅束传递到嗅觉皮层。皮层位于边缘系统，负责情绪和记忆。同时，信号也被传送到杏仁核和眶额皮层。

嗅觉皮层进一步处理嗅球发出的信号。

嗅束是在嗅球到嗅觉皮层间传递信号的神经束。

眶额皮层参与决策和情绪，以及处理气味。

在气味信号被传递至嗅觉皮层之前，先由嗅球处理。

嗅觉皮层

杏仁核

嗅球

如果气味与危险有关，杏仁核会发出警告。

受体细胞的神经轴突检测到气味，并将信号传递至嗅球。

捕捉一种气味

当我们吸气时，气味分子会飘进鼻子，激活鼻腔中的受体细胞，触发一种使我们更深入吸气的反射。在鼻腔中，气味分子溶解在黏液中，而黏液覆盖着一层被称为嗅上皮的神经元和支持细胞。这些气味分子通过扩散附着在受体细胞上被称为纤毛的毛状结构。这些受体细胞向嗅球发出信号。嗅球位于前脑，构成脑边缘系统的一部分。随后嗅觉数据被发送至大脑的各个部位，尤其是嗅觉皮层。

---

2 气味受体

每一个气味分子都会激活一个特定的嗅觉受体组合。激活的受体细胞通过神经轴突将脉冲向上发送到嗅球进行处理。

---

1 气味进入鼻腔

鼻孔吸入气味分子，后者通过鼻腔并被加热，气味增强。这些分子溶解在嗅上皮产生的黏液中，刺激与受体细胞相连的纤毛。

空气中的气味分子进入鼻孔

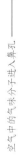

人体内嗅觉细胞的数量为1200万

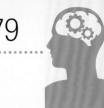

气味

嗅觉系统负责从周围世界许多种气味中辨别出一种气味。它可以分离出不同的化学物质，然后将信号传递给脑，以确定这些气味是"好的"还是"坏的"。

气味是怎么形成的？

人类如何辨别气味仍然是一个有争议的问题。研究表明，大多数气味可分为十类，或称原始气味，且每一类都会提醒我们注意环境中的某些东西。多数气味都是由这些气味组合而成的。嗅觉对生存十分重要，它可以告诉我们某个东西是安全的还是危险的。

芳香

淡淡的自然香味，如花、草和草本植物，通常用于香水中。

果味

通常包括温性、成熟的气味，使鼻子充满柔滑触感。

柑橘

与其他水果不同的是，柑橘具有清新、干净、酸性的芳香，并带有一丝甜味。

木质和树脂

泥土味，自然气味，如堆肥、真菌、香料、雪松、松树和霉菌。

化学品

包括合成的、药用的、溶剂的和汽油的气味，很容易识别。

甜味

温暖、丰富、含糖的气味，带有一丝奶油味，包括巧克力、麦芽和香草。

薄荷味
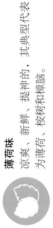
凉爽、新鲜、提神的，其典型代表为薄荷、桉树和樟脑。

烤坚果

轻微燃烧，焦糖化，带有温暖和花脂防的味道，如爆米花和花生酱。

辛辣味（刺鼻味）

通常有难闻的气味，如肥料或酸牛奶，以及洋葱、大蒜和泡菜。

腐烂的
除刺鼻的气味外，还有腐烂的食物、污水、家用煤气和其他"令人作呕"的物质的气味。

为什么气味会触发记忆？

与其他感觉不同，气味绕过丘脑直接进入边缘系统。情绪和记忆在这里（特别是杏仁核）被处理和储存。

臭的还是甜的？

二甲基硫化物（DMS）是一种很臭的化合物，有一股未加工的化学原料的味道，令你怀疑是什么东西在在腐烂，或是房间里有刺鼻的奶酪。然而，香料化学家发现，它有助于创造各种口味。二甲基硫化物被用于肉、海鲜、牛奶、鸡蛋、葡萄酒、啤酒、蔬菜和水果的调味品中，但通常浓度很低。

味觉

人体需要摄入有营养的食物和液体来补充能量。而选择安全食物则在很大程度上取决于我们的味觉和嗅觉。

品味

味觉实际上是一种有限的感觉，只有五种基本的味觉（见右图）可以被检测出来。就像嗅觉一样，味觉也是一种化学感觉。食物中的化学物质被味蕾捕获，而味蕾主要存在于舌头上。味蕾中的微绒毛结构中的受体细胞检测这些化学物质并将信号发送给大脑进行处理。

五种基本的味觉

味觉是一种为了生存而进化出的适应能力。在摄入食物之前，味觉可先确定该食物是具有营养的还是可能有毒的，这一点非常重要。到目前为止，只发现了五种基本的味觉，尽管可能还有其他的味觉。

甜味
表明存在碳水化合物，而碳水化合物是糖的重要来源。

咸味
发现人体所需的化学盐和矿物质。

酸味
发出警告，不要食用未熟或变质的食物。

苦味
毒药和其他毒素通常是苦的或难吃的。

鲜味
检测出谷氨酸盐和氨基酸，多见于肉类、奶酪，以及其他陈年或发酵食品。

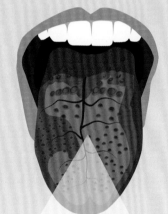

1 舌头
舌头是一种强壮且灵活的肌肉，可用来推送食物和说话。舌头的上表面覆盖着叫作乳突的微小凸起。大多数乳突呈丝状或线状结构，不含味蕾。当食物被咀嚼时，它们有助于抓握和研磨食物。

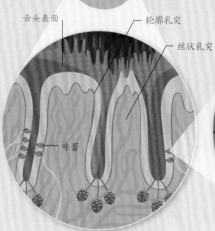

舌头表面　轮廓乳突　丝状乳突　味蕾

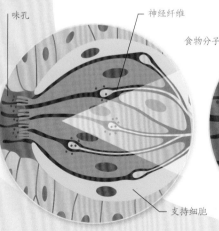

味孔　神经纤维　支持细胞

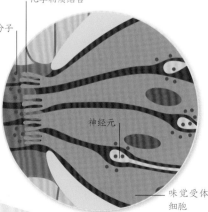

微绒毛含有受体蛋白，可与食物中的化学物质结合　食物分子　神经元　味觉受体细胞

2 乳突
除了丝状乳突，舌头还有菌状（蘑菇状）、叶状和轮廓（壁状）乳突，它们都含有味蕾。大多数味蕾位于舌头背面和两侧的叶状乳突中。

3 味蕾
每个味蕾含有50～100个细胞，这些细胞位于乳突壁上，并像橘瓣一样集合在一起。每个细胞的一端都从味蕾中伸出，在那里被含有食物分子的唾液冲洗。

4 味蕾细胞
当食物分子撞击细胞时，它们与受体蛋白或被称为离子通道的孔样蛋白质相互作用。这会引起细胞的电极变化，促使细胞底部的神经元向大脑发送信号。

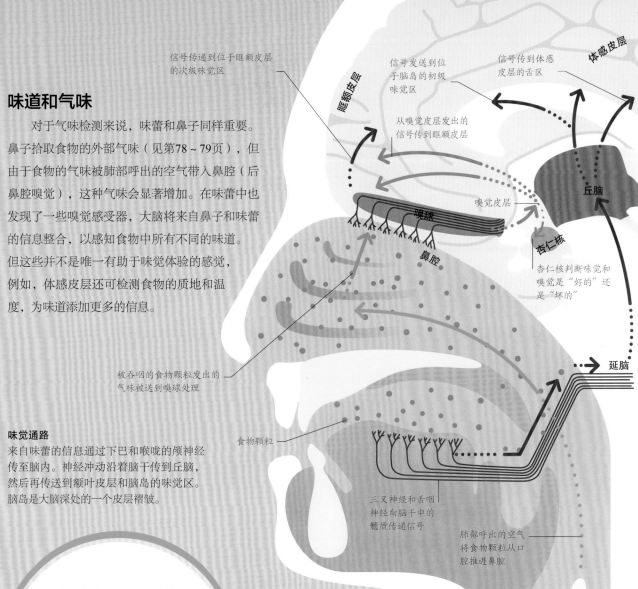

味道和气味

　　对于气味检测来说，味蕾和鼻子同样重要。鼻子拾取食物的外部气味（见第78～79页），但由于食物的气味被肺部呼出的空气带入鼻腔（后鼻腔嗅觉），这种气味会显著增加。在味蕾中也发现了一些嗅觉感受器，大脑将来自鼻子和味蕾的信息整合，以感知食物中所有不同的味道。但这些并不是唯一有助于味觉体验的感觉，例如，体感皮层还可检测食物的质地和温度，为味道添加更多的信息。

味觉通路
来自味蕾的信息通过下巴和喉咙的颅神经传至脑内。神经冲动沿着脑干传到丘脑，然后再传送到额叶皮层和脑岛的味觉区。脑岛是大脑深处的一个皮层褶皱。

信号传递到位于眶额皮层的次级味觉区

信号发送到位于脑岛的初级味觉区

信号传到体感皮层的舌区

体感皮层

眶额皮层

从嗅觉皮层发出的信号传到眶额皮层

嗅觉皮层

丘脑

嗅球

鼻腔

杏仁核

杏仁核判断味觉和嗅觉是"好的"还是"坏的"

被吞咽的食物颗粒发出的气味被送到嗅球处理

延脑

食物颗粒

三叉神经和舌咽神经向脑干中的髓质传递信号

肺部呼出的空气将食物颗粒从口腔推进鼻腔

为什么婴儿不喜欢苦的食物？

婴儿比成人有更多的味蕾，所以对苦味的感觉更强烈。他们本能地拒绝不如母乳那么甜且富含脂肪的食物。

图例
- ⋯▶ 味觉信号
- ⋯▶ 鼻后气味
- ⋯▶ 呼出的气体

一般来说，成年人有
2000～8000个味蕾

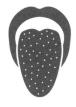

微风	温度改变	羽毛轻刷

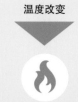
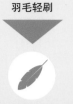

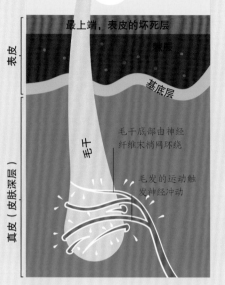

表皮

最上端，表皮的坏死层

棘层

基底层

真皮（皮肤深层）

毛干底部由神经纤维末梢网环绕

毛干

毛发的运动触发神经冲动

根毛丛

缠绕在毛干底部的神经是由未触及皮肤的东西触发的，如气流或摩擦毛发的物体。

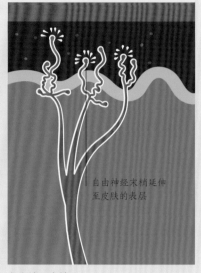

自由神经末梢延伸至皮肤的表层

自由神经末梢

这些裸露的根状神经末梢向上延伸到表皮的棘层，对冷、热、轻触和疼痛十分敏感。

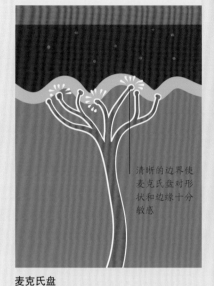

清晰的边界使麦克氏盘对形状和边缘十分敏感

麦克氏盘

麦克氏盘的位置比自由神经末梢稍低，其在嘴唇和指尖的分布特别密集。麦克氏盘可对轻触起反应。

触觉

皮肤是人体最大的器官，也是最大的感觉器官。它含有传感器，使我们能够体验各种各样的感觉，包括对所处位置的感知。

皮肤上的感受器

皮肤传感器由轴突连接的感受器组成。这些感受器在不同的皮层均存在，可对不同类型的刺激产生反应。此外，这些感受器记录机械刺激、热刺激，以及在某些情况下的化学刺激，并将它们转换成电信号。这些信号沿着周围神经上行至脊髓，然后到达脑干，最后到达体感皮层，在那里被转化为触觉。

受体的类型	功能
机械刺激感受器	对机械压力或变形做出反应的感觉受体，其范围从轻触到深压不等
本体感受器	接受来自身体内部刺激，特别是与位置和运动有关的受体
疼痛感受器	通过向脊髓和脑发送"可能的威胁"信号，以对破坏性刺激做出反应的感觉神经元
温度感受器	能够探测温度差异的特殊神经细胞，这些神经细胞遍布皮肤和体内一些区域
化学感受器	周围神经系统的延伸，可对血液浓度的变化做出反应以维持体内平衡

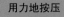

| 轻触 | 用力地按压 | 振动 |

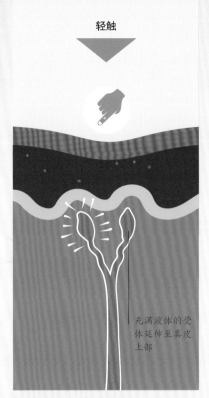

充满液体的受体延伸至真皮上部

麦斯纳氏小体（触觉小体）
这些感受器的适应速度很快，这意味着它们可对刺激迅速反应，但如果刺激持续，它们就会停止放电。这样可提供准确的信息。

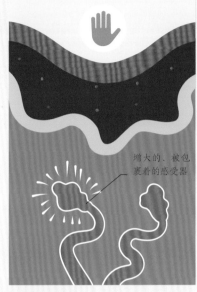

增大的、被包裹着的感受器

鲁菲尼氏小体
也被称为球状小体，这些柔软的囊状细胞位于真皮深处，当皮肤或关节被压力拉伸或扭曲时会产生反应。

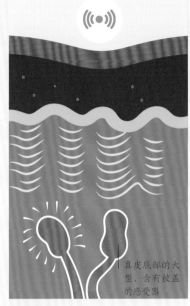

真皮底部的大型、含有被盖的感受器

潘申尼小体
人体最深和最大的触觉感受器，这些快速作用的机械感受器可以对持续的压力和振动做出反应。

体感皮层

　　所有来自触觉感受器的信息都在体感皮层处理。这个区域位于脑的顶部，其外观就像一个发带。来自身体右侧的数据传输到脑的左侧，而来自身体左侧的数据则传输到脑的右侧。身体的每一部分在皮层均有与之对应的区域。

触觉地图
身体中富含触觉感受器的区域，如手，比其他部分需要更多的信息处理，因此占据了躯体感觉皮层的更大比例。

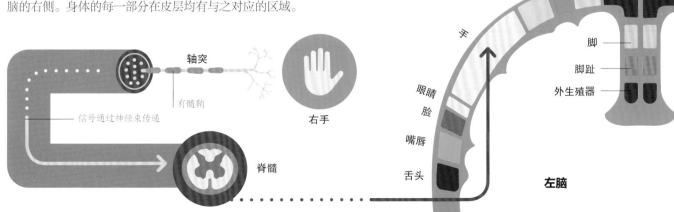

轴突
有髓鞘
信号通过神经束传递
脊髓
右手

手臂　头部　躯干　腿
手
脚
脚趾
外生殖器
眼睛
脸
嘴唇
舌头
左脑

本体感觉

　　我们的身体对自身的位置及在空间中的运动状态有自己的感觉。这一过程几乎是无意识发生的，本质上讲就是身体的第六感。

体位感

　　肌肉、肌腱和关节内部是被称为本体感受器的运动感受器。每当我们移动时，这些感受器就会测量与此次移动相关的长度、张力和压力的变化，并向大脑发送脉冲。大脑对这些信息进行处理并决定停止移动或改变位置。然后信息被传回肌肉，以使其执行命令。无须我们思考，所有这些就已经发生。

本体感觉的类型

　　大脑接收到的大部分关于身体位置的信息都是在无意识的状态下处理的，比如我们不断地调整身体的位置以保持平衡。然而，如果本体感觉信息需要我们做出决定，例如，改进肌肉运动使之成为一种自主的、熟练的运动，那么本体感觉信息就会在有意识的状态下被处理。

本体感觉的路径

有意识的本体感觉信号沿着脑干传到丘脑，最后到达顶叶，顶叶是大脑皮层的一部分。而无意识的本体感觉路径则循环到控制运动的小脑。

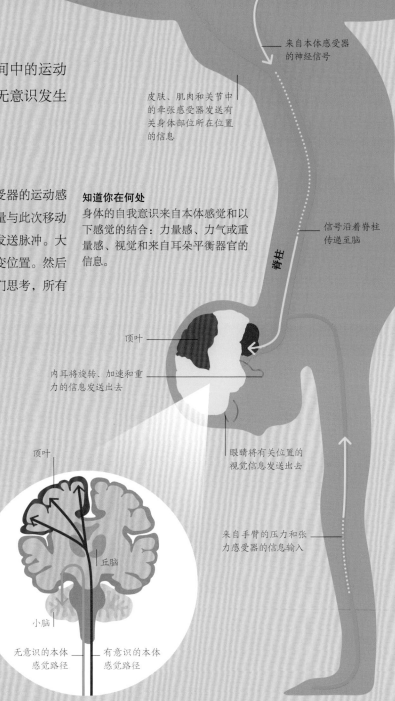

周围神经

来自本体感受器的神经信号

皮肤、肌肉和关节中的牵张感受器发送有关身体部位所在位置的信息

知道你在何处
身体的自我意识来自本体感觉和以下感觉的结合：力量感、力气或重量感、视觉和来自耳朵平衡器官的信息。

信号沿着脊柱传递至脑

脊柱

顶叶

内耳将旋转、加速和重力的信息发送出去

眼睛将有关位置的视觉信息发送出去

来自手臂的压力和张力感受器的信息输入

顶叶

丘脑

小脑

无意识的本体感觉路径　　有意识的本体感觉路径

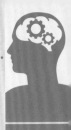

本体感受器的类型

　　身体包含多种本体感受器，来自这些感受器的综合信息有助于脑构建身体位置的整体图像。本体感受器主要有三种类型：嵌入肌肉中的肌梭纤维；位于肌腱和肌肉交界处的高尔基腱器；以及附着在关节上的关节感受器。皮肤上的特殊感受器也能检测到拉伸。

由于脑无法跟上肢体尺寸的变化，因此在快速生长期会使脑产生困惑

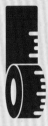

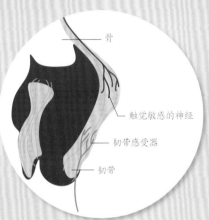

骨
触觉敏感的神经
韧带感受器
韧带

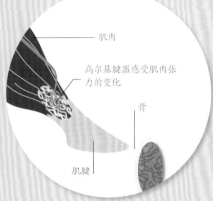

肌肉
高尔基腱器感受肌肉张力的变化
骨
肌腱

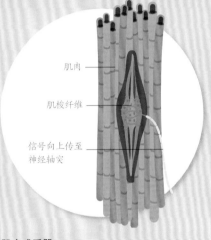

肌肉
肌梭纤维
信号向上传至神经轴突

关节感受器
关节内的神经末梢可探测关节的位置。关节感受器通过防止过度伸展和监测正常运动中的位置来防止运动损伤。

肌腱感受器
高尔基腱器位于肌肉末端的腱内。它们对肌肉张力进行监测，以确保我们不会过度拉伸肌肉。

肌肉感受器
肌肉内部有称为梭形纤维的位置感受器。当肌肉伸展时，梭形纤维向脑发送有关肌肉位置的信息。

匹诺曹幻觉

　　有时本体感觉可能被混淆，使身体感觉到一些并未发生的事情正在发生。其中一种效应称为匹诺曹幻觉。在这种情况下，将一种振动器固定在人的肱二头肌上。如果这个人在振动器打开的时候捏住她的鼻子，她会感觉手臂好像从鼻子移开了。这是因为振动器刺激肱二头肌中肌梭纤维的方式就像肌肉正在伸展一样。由于手指还在摸鼻子，就会感觉鼻子仿佛长出到脸的外面。

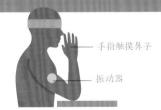

手指触摸鼻子
振动器

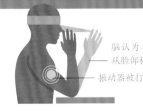

脑认为手正从脸部移开
振动器被打开

刺激前
静止时，脑意识到手指正在触摸鼻子，而手臂没有运动。

在受到刺激时
振动告诉脑，手正在移动，使脑产生一种鼻子正在从脸部往外生长的感觉。

感受疼痛

虽然疼痛令人不愉快，但它却是一个有用的警告信号，告诉我们身体正处于不适状态，需要迅速采取行动以避免进一步受到伤害。

谁的痛感最强？

女性比男性更能感到疼痛，因为她们体内有更多的神经感受器。

疼痛的信号

疼痛感受器遍布全身，可对热、冷、过度拉伸、振动和伤口释放的化学物质做出反应。疼痛的电信号由受伤的部位发送至脊髓，随后发生交叉，并继续传至受伤部位对侧的脑半球中。如果我们感受到的疼痛是突然且剧烈的，那么在我们意识到它之前，脊髓中就会发生反射反应，使肢体远离让其受伤的东西。

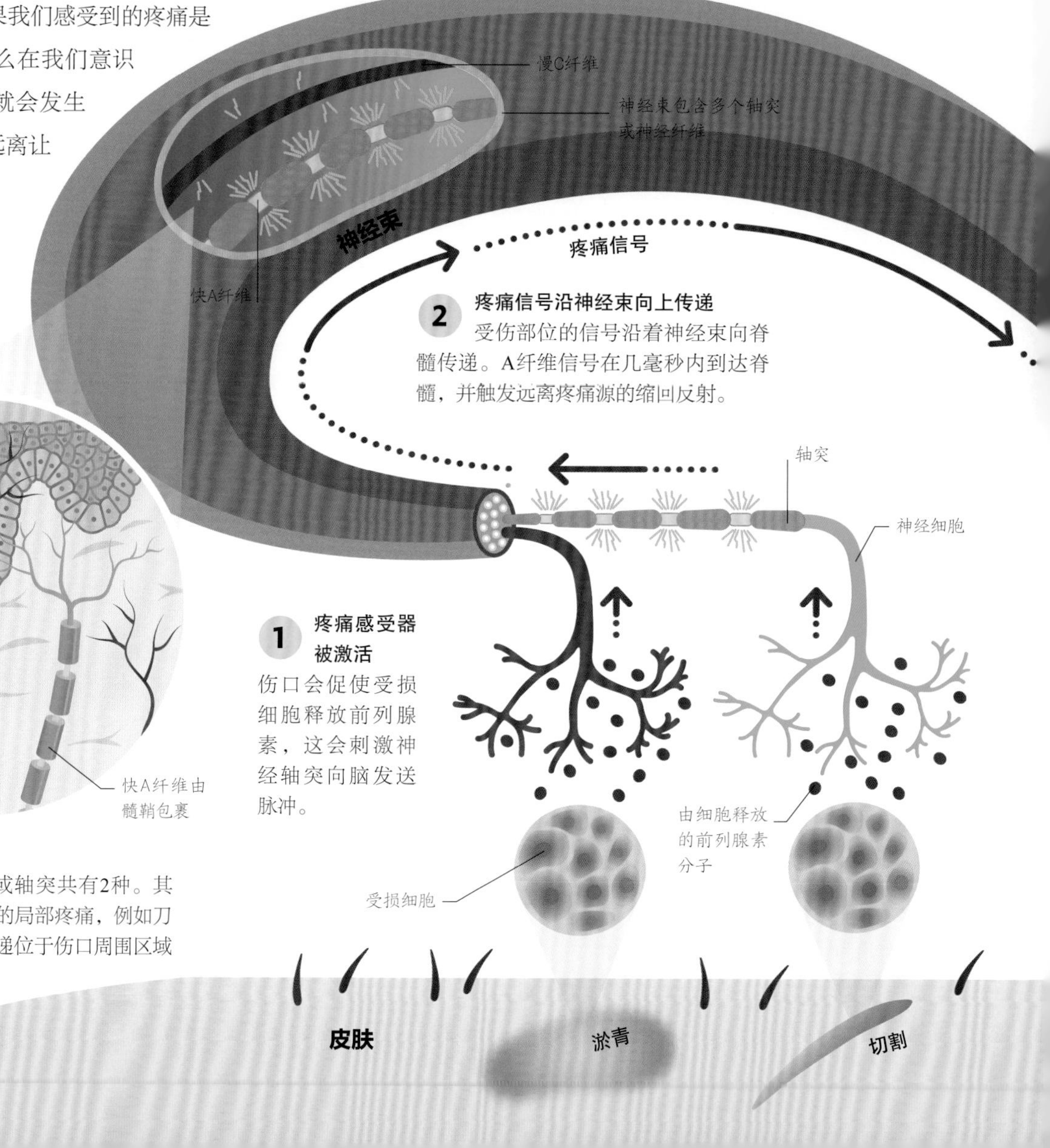

慢C纤维

神经束包含多个轴突或神经纤维

快A纤维

神经束

疼痛信号

2 **疼痛信号沿神经束向上传递**
受伤部位的信号沿着神经束向脊髓传递。A纤维信号在几毫秒内到达脊髓，并触发远离疼痛源的缩回反射。

轴突

神经细胞

慢C纤维广泛分布于皮肤中

快A纤维由髓鞘包裹

1 **疼痛感受器被激活**
伤口会促使受损细胞释放前列腺素，这会刺激神经轴突向脑发送脉冲。

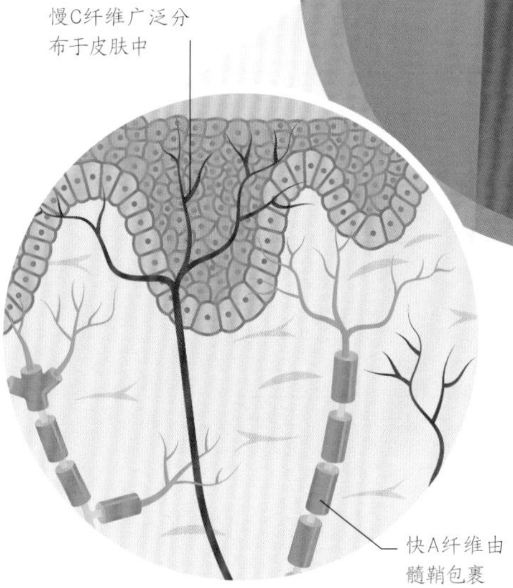

由细胞释放的前列腺素分子

受损细胞

传递疼痛的纤维
传递疼痛的神经纤维或轴突共有2种。其中，快A纤维传递尖锐的局部疼痛，例如刀割伤；而慢C纤维则传递位于伤口周围区域更为持久的钝性痛感。

皮肤　　　**淤青**　　　**切割**

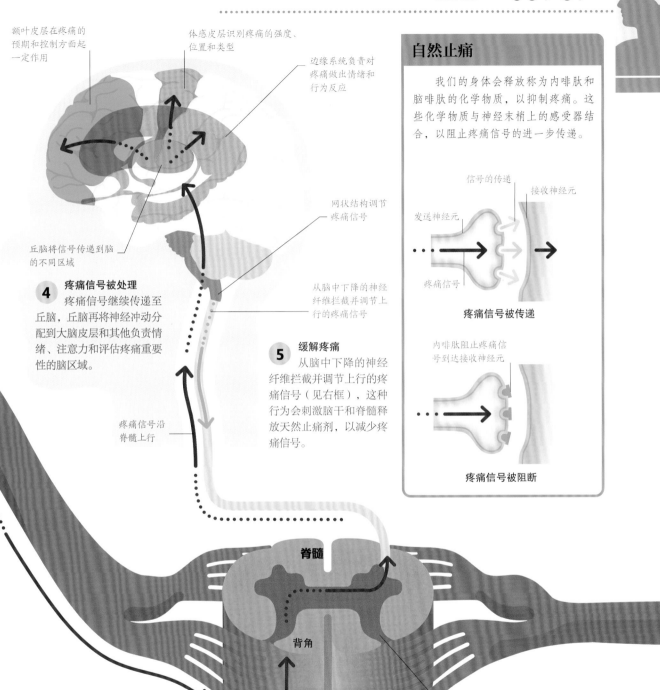

额叶皮层在疼痛的预期和控制方面起一定作用

体感皮层识别疼痛的强度、位置和类型

边缘系统负责对疼痛做出情绪和行为反应

自然止痛

我们的身体会释放称为内啡肽和脑啡肽的化学物质，以抑制疼痛。这些化学物质与神经末梢上的感受器结合，以阻止疼痛信号的进一步传递。

信号的传递

接收神经元

发送神经元

疼痛信号

疼痛信号被传递

内啡肽阻止疼痛信号到达接收神经元

疼痛信号被阻断

丘脑将信号传递到脑的不同区域

网状结构调节疼痛信号

4 **疼痛信号被处理**
疼痛信号继续传递至丘脑，丘脑再将神经冲动分配到大脑皮层和其他负责情绪、注意力和评估疼痛重要性的脑区域。

从脑中下降的神经纤维拦截并调节上行的疼痛信号

5 **缓解疼痛**
从脑中下降的神经纤维拦截并调节上行的疼痛信号（见右框），这种行为会刺激脑干和脊髓释放天然止痛剂，以减少疼痛信号。

疼痛信号沿脊髓上行

脊髓

背角

3 **疼痛信号到达脊髓**
神经束通过背角进入脊髓。疼痛信号传递到脊髓的另一侧，然后继续传递至脑。

多数神经束进入脊柱后的背角

如何利用脑来管理疼痛

当我们感受到疼痛，最常见的做法就是就医或服用止痛药。然而，我们也可以通过调节我们对疼痛及疼痛所产生的压力的心理反应，来控制疼痛。

疼痛是对受伤或生病的一种情绪及生理的反应。强烈的恐惧或焦虑是很重要的即时反应，使你尽可能避开伤害。然而有时候，即便伤害或疾病不复存在，疼痛也可能持续。疼痛的感觉可能与持续的压力、反复出现的导致疼痛的不愉快记忆或担心疼痛持续存在或复发的恐惧联系在一起。

这些感觉可能会很强烈，并使人感到不安。如果疼痛很严重或是持续很长时间，那么你需要就医。但同时，你也可以通过训练大脑，利用一些技巧来调控这种痛感。

止痛剂的问题

短期内，药物治疗常常是控制疼痛所必需的，但是如果长时间服用止痛药则可能导致一些问题，例如成瘾或出现严重的副作用，包括胃溃疡和肝脏疾病。同时，你的身体也会慢慢地对药物产生耐受性，因此，服用这种止痛药的时间越长，你从中获得的好处就越少。

心身疗法

除药物外，还可以采用心身疗法，例如通过放松和冥想来减轻或帮助控制疼痛，而这种做法没有副作用。很多人采用放松及调整呼吸来减轻疼痛导致的紧张感，这种紧张感会加重疼痛。这时，可以尝试静静地躺在一个黑暗的房间里；从1数到10并深吸气，屏住呼吸片刻，再从1数到10，慢慢呼气。将这个动作做10~20分钟。

转移注意力常常可以减轻疼痛。尝试将注意力移开疼痛的部位，而关注不疼的部位。同时，想象疼痛是身体外一个大的能量球，并在意识中将其"缩小"。认知行为疗法（CBT）采用的是与上述技巧相似的手段，这种疗法通过训练用更积极的想法，诸如"这种疼痛只是暂时的"来替代一些消极的想法，诸如"这种疼痛实在无法忍受"或是"我没办法让这种疼痛停止"。

正念训练可以减轻压力，让你更好地应对疼痛。在这种类似佛教修行的训练中，接纳疼痛的存在，而不是让它主宰你的思想，或者与它对抗使得自己精疲力竭。

总结来说，如果做到以下几点的话，脑可以成为控制疼痛的有力工具：

❯ 训练放松和深呼吸的技巧来减少压力；

❯ 进行心理练习，将注意力从疼痛转移开；

❯ 采用认知行为疗法，关注积极的想法；

❯ 正念训练。

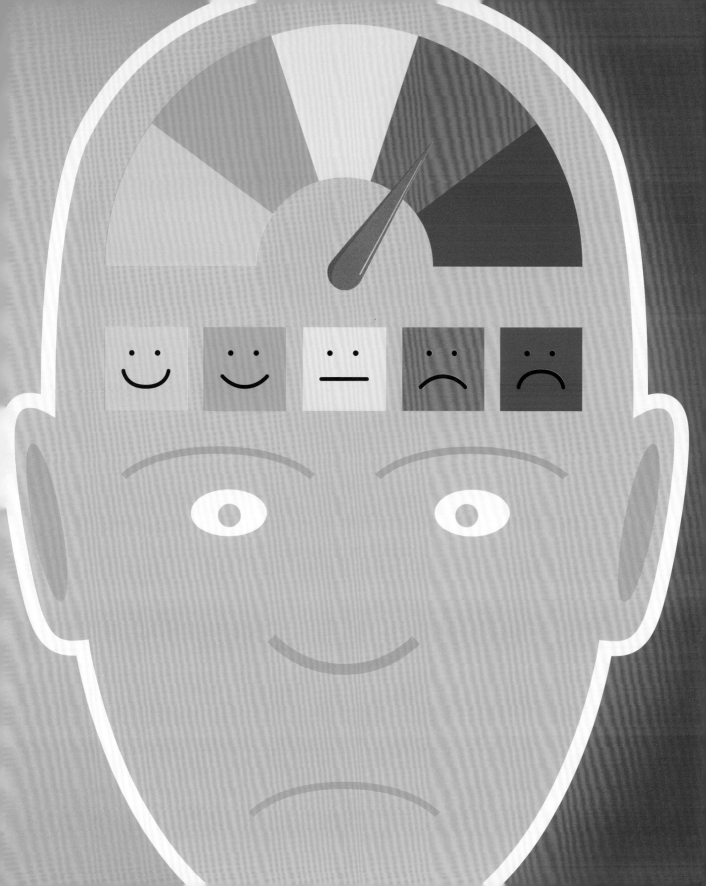

调控系统

人体是由38万亿个细胞组成的系统，一个由脑控制、具有反馈机制的系统，让它们保持最佳状态。

保持稳态

维持稳定的内部环境的过程叫作体内稳态。我们身体的一些关键功能，如呼吸、心率、pH值、温度和离子平衡必须严格控制在工作范围内，以防止生病。当身体工作时，其系统不断地偏离平衡点或设定点（系统工作最佳时的值）。当这种变化太大时，身体会启动一个反馈回路，将系统调整到理想水平。这些功能大多数是由脑干的网状结构控制的。

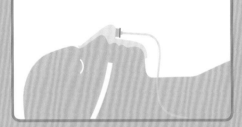

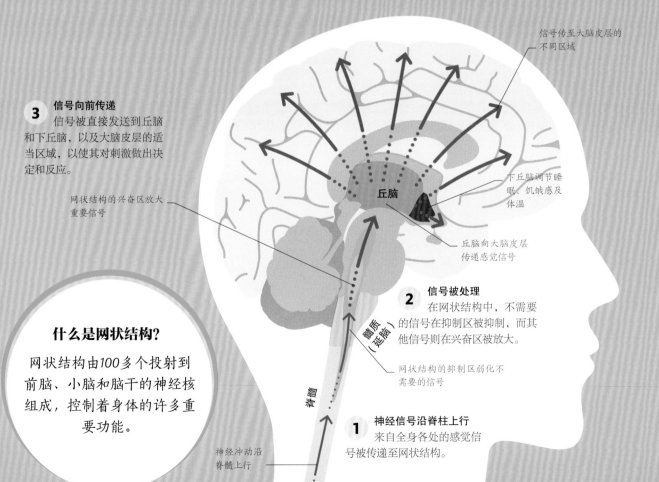

信号传至大脑皮层的不同区域

3 信号向前传递
信号被直接发送到丘脑和下丘脑，以及大脑皮层的适当区域，以使其对刺激做出决定和反应。

网状结构的兴奋区放大重要信号

丘脑

下丘脑调节睡眠、饥饿感及体温

丘脑向大脑皮层传递感觉信号

2 信号被处理
在网状结构中，不需要的信号在抑制区被抑制，而其他信号则在兴奋区被放大。

髓质（延脑）

网状结构的抑制区弱化不需要的信号

什么是网状结构？

网状结构由100多个投射到前脑、小脑和脑干的神经核组成，控制着身体的许多重要功能。

脊髓

1 神经信号沿脊柱上行
来自全身各处的感觉信号被传递至网状结构。

神经冲动沿脊髓上行

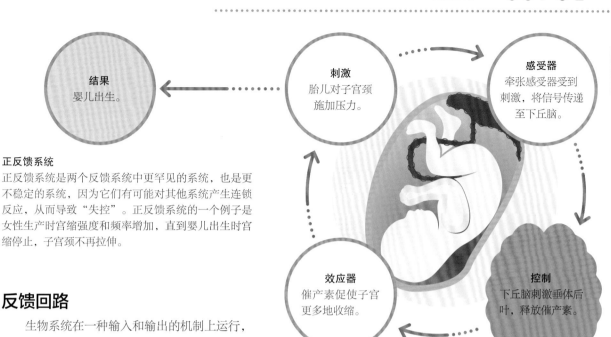

结果
婴儿出生。

刺激
胎儿对子宫颈
施加压力。

感受器
牵张感受器受到
刺激,将信号传递
至下丘脑。

效应器
催产素促使子宫
更多地收缩。

控制
下丘脑刺激垂体后
叶,释放催产素。

正反馈系统

正反馈系统是两个反馈系统中更罕见的系统,也是更不稳定的系统,因为它们有可能对其他系统产生连锁反应,从而导致"失控"。正反馈系统的一个例子是女性生产时宫缩强度和频率增加,直到婴儿出生时宫缩停止,子宫颈不再拉伸。

反馈回路

生物系统在一种输入和输出的机制上运行,而每一次输入和输出都是由某一事件引起的。反馈回路要么放大系统的输出(正反馈),要么抑制系统的输出(负反馈)。反馈回路很重要,因为它们能让生物体维持内环境的平衡。

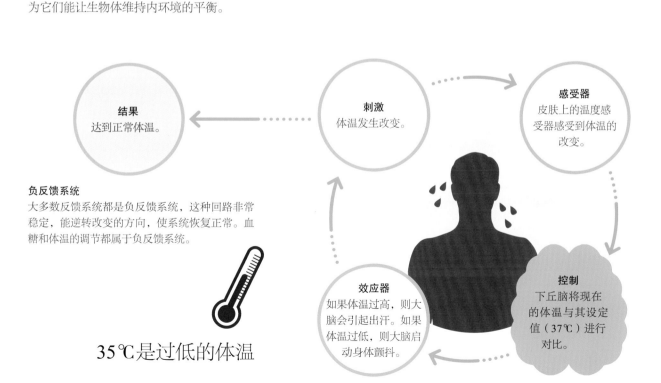

结果
达到正常体温。

刺激
体温发生改变。

感受器
皮肤上的温度感
受器感受到体温的
改变。

效应器
如果体温过高,则大
脑会引起出汗。如果
体温过低,则大脑启
动身体颤抖。

控制
下丘脑将现在
的体温与其设定
值(37℃)进行
对比。

负反馈系统

大多数反馈系统都是负反馈系统,这种回路非常稳定,能逆转改变的方向,使系统恢复正常。血糖和体温的调节都属于负反馈系统。

35℃是过低的体温

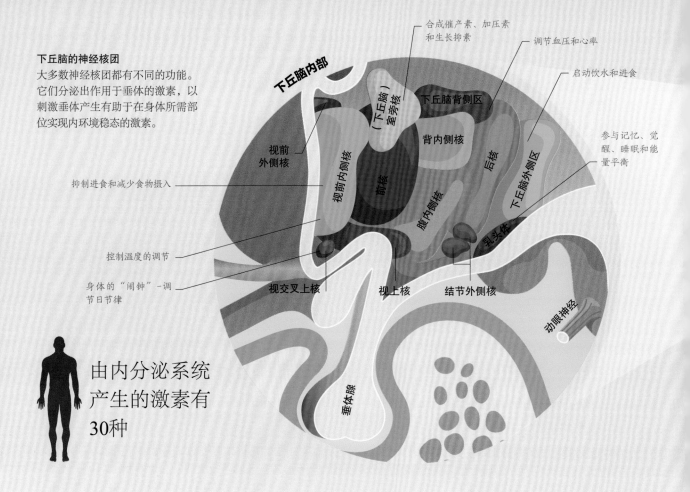

下丘脑的神经核团
大多数神经核团都有不同的功能。它们分泌出作用于垂体的激素，以刺激垂体产生有助于在身体所需部位实现内环境稳态的激素。

下丘脑内部

合成催产素、加压素和生长抑素

调节血压和心率

启动饮水和进食

参与记忆、觉醒、睡眠和能量平衡

视前外侧核

（下丘脑）室旁核

下丘脑背侧区

背内侧核

后核

下丘脑外侧区

视前内侧核

前核

腹内侧核

抑制进食和减少食物摄入

乳头体

控制温度的调节

身体的"闹钟"-调节日节律

视交叉上核

视上核

结节外侧核

动眼神经

垂体腺

由内分泌系统产生的激素有30种

神经内分泌系统

维持身体的内环境稳态需要脑和身体相互沟通。这是通过一种叫作激素的化学信使实现的。

下丘脑

在脑的内稳态系统中心的是下丘脑。下丘脑包含一组称为神经核的神经元，可执行特定的功能，并与自主神经系统相连。这些神经核可通过自主神经系统来发送控制心率、消化和呼吸的信息。当下丘脑收到来自神经系统的信号时，会分泌神经激素，这些激素又可刺激垂体分泌激素。这些反应会影响全身的器官并促进它们增加或减少分泌激素。

失衡

当身体的内环境稳态被破坏时，会导致疾病，同时也会引起细胞功能紊乱。我们的身体会试图纠正这个问题，但也可能会使情况变得更糟，这取决于影响失衡的因素。基因、生活方式和毒素都会影响内环境稳态。

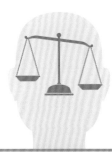

激素的生产者

激素主要有两种传递方式。第一种方式介于两个内分泌腺之间，由一个内分泌腺释放一种激素刺激其靶内分泌腺分泌另一种激素。第二种方式介于一个内分泌腺和其靶器官之间，如胰腺分泌并释放胰岛素，以促进肌肉细胞对葡萄糖的摄取。

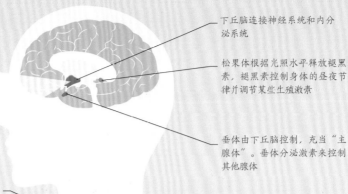

下丘脑连接神经系统和内分泌系统

松果体根据光照水平释放褪黑素，褪黑素控制身体的昼夜节律并调节某些生殖激素

垂体由下丘脑控制，充当"主腺体"。垂体分泌激素来控制其他腺体

甲状腺和甲状旁腺调节新陈代谢、血钙水平和心率

甲状旁腺

甲状腺

产生能抵抗病毒和感染的白细胞

胸腺

产生皮质醇（调节新陈代谢、免疫反应和能量转换）、醛固酮（控制血压和盐平衡）和肾上腺素（"战斗或逃跑"激素）

释放引起饥饿的生长激素释放肽和胃泌素，以刺激胃酸的分泌

分泌控制血压的肾素和血管紧张素，以及刺激红细胞生成的促红细胞生成素

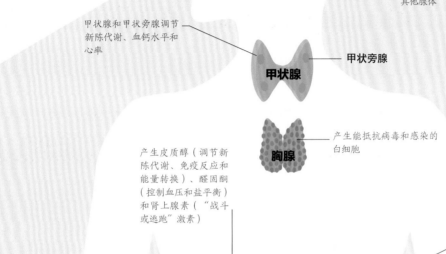

胃

肾上腺

肾脏

肾脏

胰腺

分泌胰岛素、胰高血糖素和生长抑素来控制血糖；分泌胃泌素，刺激胃细胞产生胃酸；分泌可控制肠道水分分泌和吸收的激素

生产激素

内分泌系统是由专门分泌激素的腺体和一些本身不是腺体，但可以生产、储存及释放激素的器官组成的，比如胃。这两种类型的内分泌器官通过增加或减少激素的分泌对来自脑的信号做出反应，然后激素通过血流传递到目标器官，并在那里锁定细胞表面的特殊受体。这个过程会触发一种生理变化，从而维持内环境稳态。

生产女性生殖激素雌激素和黄体酮，使子宫维持月经周期或为怀孕做准备

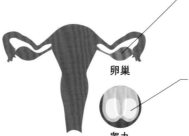

卵巢

睾丸产生睾丸激素，后者对精子的产生、维持肌肉质量和力量、维持性欲和骨密度至关重要

睾丸

饥饿和口渴

食物和饮料对人类的生存至关重要。人体在激素的刺激下，因感到饥饿和口渴而摄入营养物质和水。

饥饿

饥饿分为两种：一种是享乐性饥饿，是指当我们已经饱了的时候继续进食，尤其是高脂、高糖和高盐的食物；而稳态性饥饿（见右侧）是指当我们的能量储备被耗尽时的一种身体反应。当食物经过胃和小肠，胃再次排空后，会释放一种叫作生长激素释放肽的激素。在该激素作用下，下丘脑的神经元告诉我们饿了，促使我们进食。进食后，脂肪组织释放出一种可抑制饥饿的激素（瘦素），防止我们过多地进食。

感受饥饿

脑、消化系统和脂肪储存形成一个相互关联的系统，调节我们的饥饿感。饥饿感可能由内部因素引起，比如胃已排空食物或者血糖水平下降，也可能由外部因素引起，比如看到或闻到食物的味道。

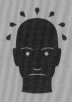

脱水会影响人的短期记忆、注意力和焦虑水平

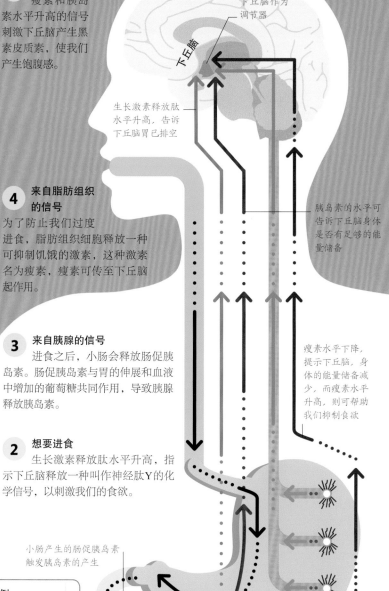

5 饱腹感
瘦素和胰岛素水平升高的信号刺激下丘脑产生黑素皮质素，使我们产生饱腹感。

4 来自脂肪组织的信号
为了防止我们过度进食，脂肪组织细胞释放一种可抑制饥饿的激素，这种激素名为瘦素，瘦素可传至下丘脑起作用。

3 来自胰腺的信号
进食之后，小肠会释放肠促胰岛素。肠促胰岛素与胃的伸展和血液中增加的葡萄糖共同作用，导致胰腺释放胰岛素。

2 想要进食
生长激素释放肽水平升高，指示下丘脑释放一种叫作神经肽Y的化学信号，以刺激我们的食欲。

1 胃排空
一旦胃排空两小时左右，血液中的糖和胰岛素水平就会下降。这导致胃产生生长激素释放肽。

下丘脑作为调节器

下丘脑

生长激素释放肽水平升高，告诉下丘脑胃已排空

胰岛素的水平可告诉下丘脑身体是否有足够的能量储备

瘦素水平下降，提示下丘脑，身体的能量储备减少，而瘦素水平升高，则可帮助我们抑制食欲

小肠产生的肠促胰岛素触发胰岛素的产生

牵张感受器检测到胃的张力

胃

胰腺

胰腺产生胰岛素

脂肪组织

小肠

图例
- ┈➤ 生长激素释放肽
- ▪➤ 胰岛素
- ┄➤ 瘦素
- ┄➤ 肠促胰岛素
- ┄➤ 迷走神经信号
- ┈➤ 食物的运动

口渴

当体内水的含量减少时，血液中的盐浓度就会相对增加。脑中的渴感区域可以检测到盐浓度的上升，并向身体发送信号，以通过减少尿量和摄入更多液体补充水分。饮水后大约15分钟，血液中的盐浓度才恢复正常。有人认为喝下液体时喉咙的吞咽动作也会发出停止饮用液体的信号。

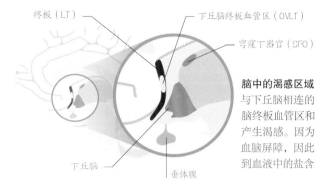

终板（LT）
下丘脑终板血管区（OVLT）
穹隆下器官（SFO）
下丘脑
垂体腺

脑中的渴感区域
与下丘脑相连的两个结构：下丘脑终板血管区和穹隆下器可协助产生渴感。因为这两种结构没有血脑屏障，因此被认为可以监测到血液中的盐含量。

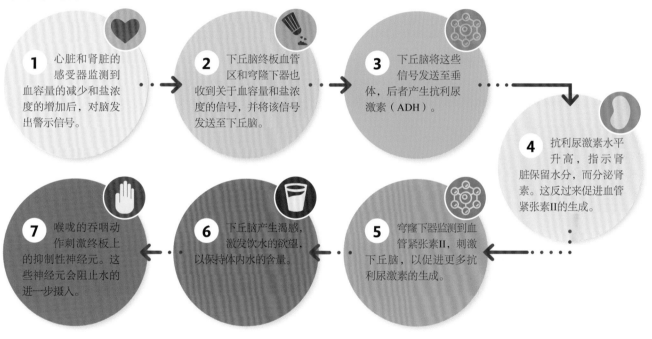

1 心脏和肾脏的感受器监测到血容量的减少和盐浓度的增加后，对脑发出警示信号。

2 下丘脑终板血管区和穹隆下器也收到关于血容量和盐浓度的信号，并将该信号发送至下丘脑。

3 下丘脑将这些信号发送至垂体，后者产生抗利尿激素（ADH）。

4 抗利尿激素水平升高，指示肾脏保留水分，而分泌肾素。这反过来促进血管紧张素II的生成。

5 穹隆下器监测到血管紧张素II，刺激下丘脑，以促进更多抗利尿激素的生成。

6 下丘脑产生渴感，激发饮水的欲望，以保持体内水的含量。

7 喉咙的吞咽动作刺激终板上的抑制性神经元。这些神经元会阻止水的进一步摄入。

没有食物或水，你能活多久？

平均来讲，没有水的话，人可以继续存活3～4天；而在某些情况下，人可以最多两个月不进食而存活下来。

你脱水了吗？

脱水最明显的症状是口干和眼睛干涩，可能伴有轻微的头痛。另一个辨别是否脱水的好方法是观察尿液的颜色。在身体水分充足的情况下，尿液应该是淡黄色的。尿液呈深琥珀色提示你已严重脱水。成年人每天应该摄入2～2.5升液体。

水分非常充足

水分充足

水分尚充足

已明显脱水

脱水很严重，已至危险边缘

准备电位

当我们准备进行一个自主活动时，就会建立一个称作准备电位的电活动。这个电位始于辅助运动区，并通过运动前区的活动增强。辅助运动区的活动在我们意识到决定行动的2秒前就开始了——这可能意味着我们对自己行动的控制力不如想象的那样强（见第168页）。

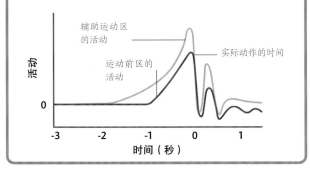

- 辅助运动区的活动
- 运动前区的活动
- 实际动作的时间

活动

时间（秒）

小脑含有超过50%的脑神经元

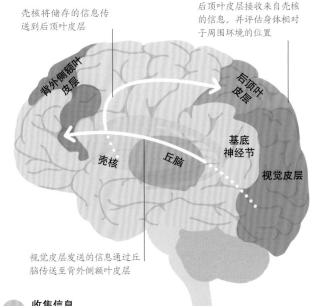

壳核将储存的信息传送到后顶叶皮层

后顶叶皮层接收来自壳核的信息，并评估身体相对于周围环境的位置

背外侧额叶皮层

后顶叶皮层

基底神经节

壳核　丘脑　视觉皮层

视觉皮层发送的信息通过丘脑传送至背外侧额叶皮层

脊髓

1 收集信息

感觉区域，如视觉皮层，向额叶皮层发送信号。储存习得动作的壳核将信息传送到顶叶皮层，顶叶皮层评估这些习得的动作是否可以用于新的情况。

计划动作

自主动作是我们有意进行的。执行这些动作涉及脑的几个区域，包括意识之外的一些过程。

计划的过程

执行一个动作涉及几个阶段，包括从最初的感知环境到规划动作，再到动作过程中的调整。这些阶段调动脑的不同区域一起工作以产生反应。促使动作进行的脑区域是运动皮层。运动皮层的不同部分向身体的不同部位发送信号（见第98页）。然而，在动作开始之前，先由背外侧额叶皮层和后顶叶皮层制订一个动作计划，并通过运动皮层的两个区域，即辅助运动区（SMA）和运动前区（PMA）。小脑在动作发生时可对动作进行协调。上面的步骤显示了一个典型动作涉及的脑区域和信号序列。

为什么我们不会忘记怎么骑自行车？

壳核中的神经细胞将肌肉运动的序列编码到长期记忆存储器中，即使在几年后，这些序列编码也很容易被获取。

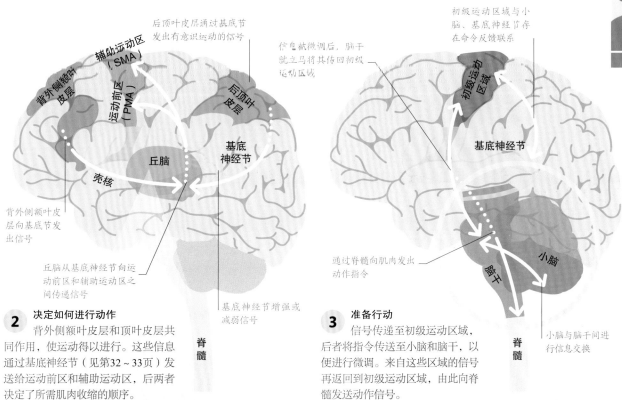

后顶叶皮层通过基底节发出有意识运动的信号

背外侧额叶皮层

辅助运动区（SMA）

运动前区（PMA）

后顶叶皮层

基底神经节

丘脑

壳核

背外侧额叶皮层向基底节发出信号

丘脑从基底神经节向运动前区和辅助运动区之间传递信号

基底神经节增强或减弱信号

脊髓

初级运动区域与小脑、基底神经节存在命令反馈联系

信息被微调后，脑干就立马将其传回初级运动区域

初级运动区域

基底神经节

通过脊髓向肌肉发出动作指令

脑干

小脑

小脑与脑干间进行信息交换

脊髓

2 决定如何进行动作

背外侧额叶皮层和顶叶皮层共同作用，使运动得以进行。这些信息通过基底神经节（见第32～33页）发送给运动前区和辅助运动区，后两者决定了所需肌肉收缩的顺序。

3 准备行动

信号传递至初级运动区域，后者将指令传送至小脑和脑干，以便进行微调。来自这些区域的信号再返回到初级运动区域，由此向脊髓发送动作信号。

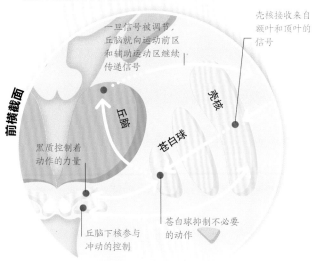

一旦信号被调节，丘脑就向运动前区和辅助运动区继续传递信号

壳核接收来自额叶和顶叶的信号

丘脑

壳核

黑质控制着动作的力量

苍白球

丘脑下核参与冲动的控制

苍白球抑制不必要的动作

前面横截面

侧面横截面

齿状核对动作计划进行细微调整

脑干

齿状核

小脑皮质协调（动作的）时机

小脑皮质

调节动作

基底神经节是一组与丘脑相连的核团。来自额叶和顶叶区域的信号在基底神经节中进行传递，并进行放大或抑制处理。

进行调整

来自初级运动区域的信号被发送到小脑，后者测量时间，同时还可以根据环境实时调整动作。

图例
传至小脑的信号
从小脑传出的信号

运动

一旦大脑有一个动作计划，就会通过神经系统向身体的相应肌肉发送信号，将意图转化为行动。

从脑到脊髓

来自大脑皮层运动区和顶叶区的信号通过脑干沿着神经元轴突传递，与脊髓中的运动神经元进行交流。大部分轴突会形成皮质脊髓外侧束的一部分，在脑干底部发生交叉，因此来自一侧脑半球的轴突与身体另一侧的运动神经元相连。其他神经束则起源于中脑的不同部位，并执行特定的运动功能。

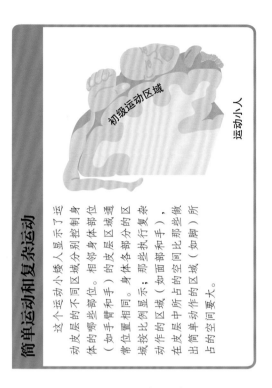

简单运动和复杂运动

这个运动小矮人显示了运动皮层的不同区域分别控制身体的哪些部位。相邻身体部位（如手臂和手）的皮层区域通常位置相同；身体各部分的运动区域按比例显示；那些执行复杂动作的区域（如面部和手），在皮层中所占的空间比那些做出简单动作的区域（如脚）所占的空间要大。

初级运动区域

运动小人

图例

→ 皮质脊髓外侧束

→ 红核脊髓束

→ 前庭脊髓束

→ 网状脊髓束

→ 运动神经轴突

1 皮质脊髓外侧束的轴突向连接骨骼肌的肌肉发送信号，从而产生自主肢体运动。其他轴突群负责身体的非自主反应，如平衡和微调运动等。

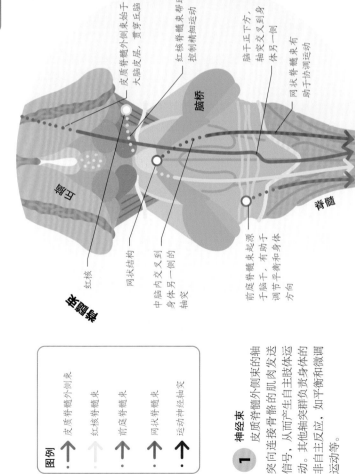

左脑

顶叶

初级运动区域

多数信号束源于初级运动区域

小脑

中脑

脊髓

轴突汇合于中脑，并连接脊髓

来自（上运动神经元）的神经元沿轴突将信号下传至脊髓

脑干

丘脑

皮质脊髓外侧束始于大脑皮层，贯穿丘脑

红核脊髓束帮助控制精细运动

脑桥

脑干正下方，轴突交叉到身体另一侧

网状结构帮助调节运动

中脑内交叉到身体另一侧的轴突

红核

网状结构

脑干正下方，轴突交叉到身体另一侧

延髓

前庭脊髓束起源于脑干，有助于调节平衡和方向

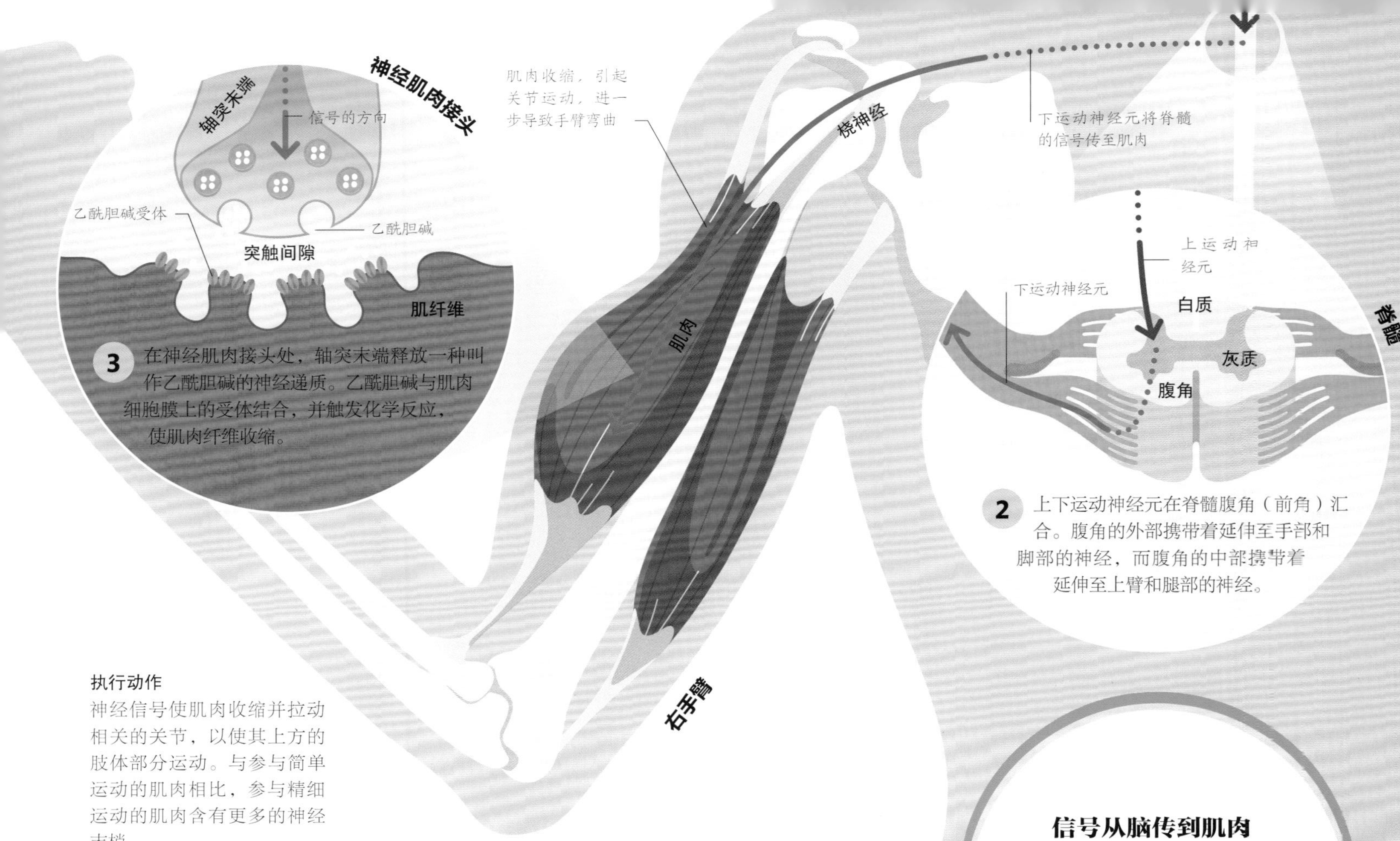

脊髓

上运动神经元

白质

灰质

腹角

下运动神经元

下运动神经元将脊髓的信号传至肌肉

2

上下运动神经元在脊髓腹角（前角）汇合。腹角的外部携带着延伸至手部和脚部的神经，而腹角的中部携带着延伸至上臂和腿部的神经。

信号从脑传到肌肉需要多长时间？

信号能以每秒120米的速度从脑传到肌肉。

脊神经

肌肉

肌肉收缩，引起相关的关节运动，进一步导致手臂弯曲

神经肌肉接头

信号的方向

乙酰胆碱

突触间隙

乙酰胆碱受体

肌纤维

3

在神经肌肉接头处，轴突末端释放一种叫作乙酰胆碱的神经递质。乙酰胆碱与肌肉细胞膜上的受体结合，并触发化学反应，使肌肉纤维收缩。

执行动作

神经信号使肌肉收缩并牵拉动相关的关节，以使其上方的肢体部分运动。与参与简单运动的肌肉相比，参与精细运动的肌肉含有更多的神经末梢。

从脊髓到肌肉

在脊髓内，皮质脊髓束的轴突末端的轴突被脊髓鞘覆盖，形成白质。脊髓中央的灰质由运动神经元的细胞体组成。皮质脊髓轴突（称为上运动神经元）的末端与灰质腹角（前角）的运动神经元（称为下运动神经元）形成突触。下部神经元的轴突通过椎骨的间隙离开脊柱，并延伸到肌肉纤维。神经末梢激活肌肉纤维完成运动的点叫作神经肌肉接头。

无意识动作

有些自主性动作对我们来说太熟悉了，我们甚至都不用去想它，就已完成了。而另一种无意识的动作则是反射，是一种对危险产生应答的本能反应。

反应通路

视觉信息对帮助我们进行动作计划至关重要。来自视觉皮层的信息在脑中沿两条路径传递：通往顶叶的上部（或背）路径实时指导我们的动作；同时，以颞叶为终点的下部（或腹侧）路径，则触发储存的视觉体验，帮助解释我们所看到的景象，并做出相应的反应。

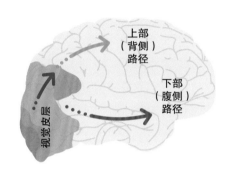

上部（背侧）路径

下部（腹侧）路径

视觉皮层

大脑中的视觉通路
背侧路径携带有关身体和其他物体位置的信息，而腹侧路径则利用感知和记忆来识别物体。脑利用这些信息来判断运动所需的力量和方向。

协调动作

任何动作系列都需要脑不同部位之间的协调：首先注意力需要集中在任务上，整合感官信息和记忆来制订计划，然后让运动区域参与行动。一项新技能的获得，如驾驶或运动，则涉及学习和练习执行动作的顺序，使它们可以在几乎无意识的状态下进行。当我们学习到一项技能时，脑细胞就形成了新的连接。而当我们已经掌握了一项技能（见右框）后，与还是新手时相比，在执行该任务时，相关的大脑皮层活动要少得多。因此，对某项技能熟练的人，比如职业网球运动员，他（她）的动作会更加迅速、精确和微妙。

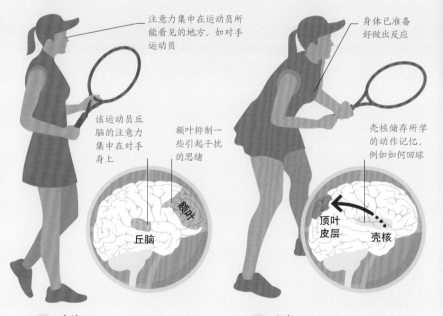

注意力集中在运动员所能看见的地方，如对手运动员

该运动员丘脑的注意力集中在对手身上

额叶抑制一些引起干扰的思绪

身体已准备好做出反应

壳核储存所学的动作记忆，例如如何回球

额叶

丘脑

顶叶皮层

壳核

1 专注
为了准备执行动作，丘脑将注意力引向动作将要涉及的区域（如对方球员），而额叶则阻止分散注意力，以便球员集中注意力于视觉信号。

2 记忆
视觉信号触发顶叶皮层，唤起壳核对动作顺序的记忆。顶叶皮层利用这些信息来评估环境，并为动作创建一个内部模型。

反射动作

反射是对危险的瞬间反应，我们不需要学习甚至思考，身体就会自动做出反应。反射动作与自主性动作所使用的肌肉相同，但最初的瞬间反应并不涉及脑的功能。相反，来自感觉神经的信号传递到脊髓，从而触发沿着运动神经传递的反应。之后，额外的信号被发送到大脑，以便对记忆进行编码，以防危险再次发生。

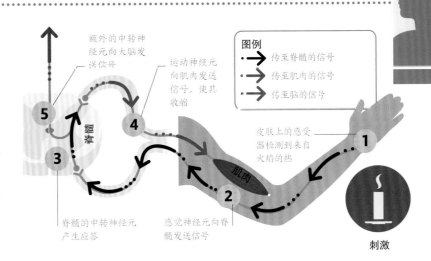

图例
→ 传至脊髓的信号
→ 传至肌肉的信号
→ 传至脑的信号

5 额外的中转神经元向大脑发送信号

4 运动神经元向肌肉发送信号，使其收缩

脊髓

3 脊髓的中转神经元产生应答

2 感觉神经元向脊髓发送信号

肌肉

1 皮肤上的感受器检测到来自火焰的热

刺激

我们的神经元和神经通路随着经验的变化而不断变化

绕开脑

反射是涉及一个称为反射弧的神经反应。皮肤和肌肉上的感受器沿着感觉神经向脊髓发送危险信号，在脊髓处，中转神经元与运动神经元形成突触，从而触发快速反应。

球飞向球员

开始按顺序执行动作

初级运动区域计划并执行动作

运动前区计划动作

运动皮层

视觉皮层

3 计划
脑将实时视觉信息和存储的运动序列程序结合起来，形成一个动作计划。这个计划首先在运动前区演练，然后发送到初级运动皮层。

4 有意识的动作
当球员意识到自己的行为时，开始执行动作顺序。拥有足够的技能、知识储备和信息，会使动作变得更有效。

能力的发展

任何人学习一项新技能都要经过几个阶段。初学者必须努力学习才能获得相应的能力。而随着不断的练习，神经通路会不断完善，直到学习者不经思考就能表现良好。

无意识的能力
自动执行技能

有意识的能力
可以使用该技能，但需要努力才能完成

有意识，尚无能力
知道所需的技能，但尚不熟练

无意识，无能力
不知道所需的技能，也没有熟练掌握

镜像神经元

我们不仅通过练习新技能学习，同时还可以通过观察他人来学习。这种学习方法被认为与大脑中一种叫作镜像神经元的神经细胞相关，这种神经元允许我们在不实际执行某项动作的时候，就可以体验它。

什么是镜像神经元?

镜像神经元是指既可以在执行动作时，又可以在观察别人执行该动作时受到触发的脑细胞。镜像神经元首先在猴子身上被发现，随后在人类身上也发现了它的存在。多数相关研究采用的是功能核磁共振成像（fMRI）技术，也有研究者将电极植入受试者的脑中进行测定。在这项研究中，研究者在负责制订动作顺序的辅助运动区及负责记忆和方向的海马区均发现了镜像神经元。

它们在哪里?
人们已在多种皮层区域，以及更深层的脑结构，如海马区，发现了镜像神经元。

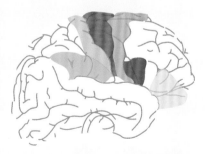

图例

- 运动前区
- 部分布罗卡区
- 额下回
- 辅助运动区
- 初级运动神经元
- 体感区
- 顶叶下回

镜像动作

一些科学家认为，镜像神经元在学习如何模仿动作方面可能发挥作用。在这个理论中，一些脑区域，如负责分析的前额叶皮层，将有关动作目的的信息传至镜像神经元。随后，在多个运动区域的镜像神经元对该动作的模拟形式编码，以使后者变为我们自己的运动程序。之后，如果我们自己需要做出这个动作，则可以使用这个"程序"。

观察一个动作
针对面部和四肢的不同动作，镜像神经元做出的反应也不同。特别是，看到针对身体本身的动作（如咀嚼）和看到针对一个可见物体（如咬一口水果）的动作，会激活不同区域的镜像神经元。

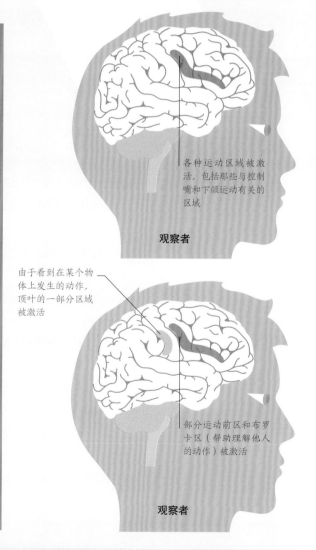

各种运动区域被激活，包括那些与控制嘴和下颌运动有关的区域

观察者

由于看到在某个物体上发生的动作，顶叶的一部分区域被激活

部分运动前区和布罗卡区（帮助理解他人的动作）被激活

观察者

其他动物有镜像神经元吗？

镜像神经元最早在猕猴身上发现，随后也在一些鸟类中发现，比如鸣禽。最近在老鼠身上也发现了镜像神经元的存在。

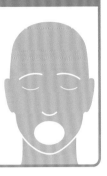

打呵欠

镜像神经元可能在解释"传染性哈欠"中起一定作用。"传染性哈欠"即当我们看到别人打哈欠时，自己也产生了打哈欠的冲动。对观看他人打哈欠视频的人进行的功能磁共振成像扫描显示，观看者右侧额叶下回（与镜像神经元相关的区域）表现活跃。

理解意图

当我们看到其他人执行特定的动作时，镜像神经元会以不同的方式被激活，这表明它们可能在解码动作执行者的意图中发挥作用。在不同环境下观看类似动作，比如看到某人拿起杯子喝水或是洗杯子，会在额叶下回触发不同程度的神经活动。额叶下回是将注意力引向环境中物体的脑区域。

1 观察一个身体动作
观察某人执行一个与物体无关的动作，例如咀嚼，会激活观察者的运动前区。运动前区是与按顺序执行动作相关联的区域。同时，与嘴和下颌运动相关的主运动区也被激活。

与物体无关的动作

2 观察一个与物体相关的动作
观察一个与物体相关的动作，比如咬水果，会激活运动皮层的相似区域。然而，镜像神经元也会激活另一个区域，即顶叶皮层，这一区域参与解释感觉输入及提供有关身体位置的信息。

与物体相关的动作

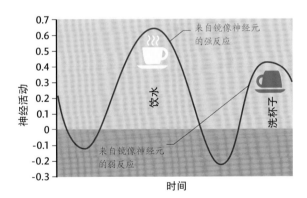

动作的意图和脑的活动
当某人看着别人举起杯子喝水而不是去洗杯子时，观看者脑中的活动会更活跃。一些科学家认为，这可能是由于饮水比洗杯子具有更大的生物功能所致。

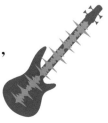

当音乐家们一起演奏时，他们的脑电波就会同步

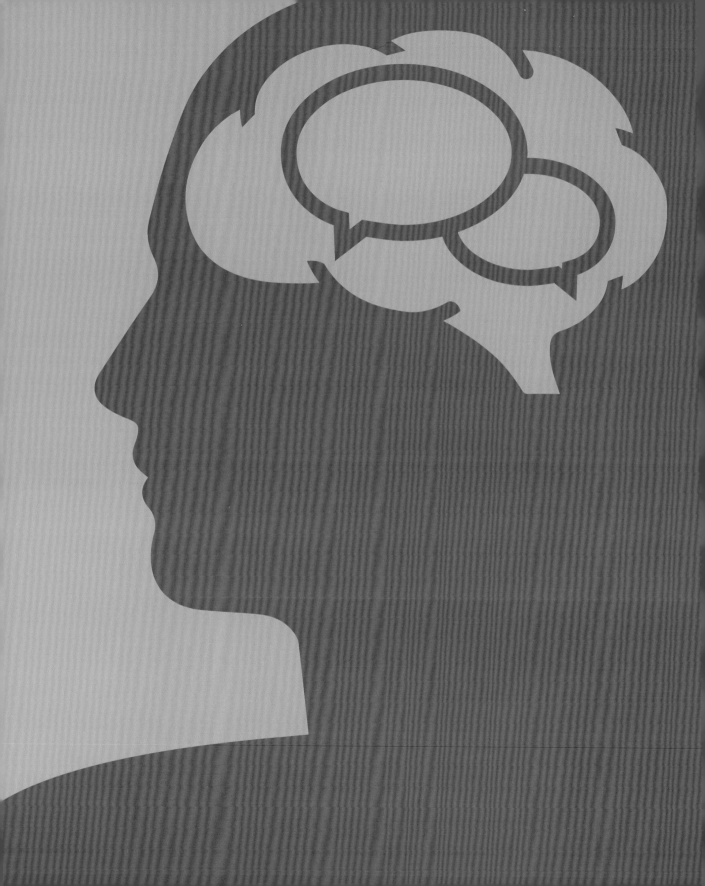

交流

情绪

情绪是人对外部事件的生理反应，且伴随着独特的感觉。情绪的进化是为了使我们远离危险，获得奖赏。

引发情绪反应的激素在6秒内被吸收

基本情绪

研究表明，生理上不同的意识感受共有4种：愤怒、恐惧、快乐和悲伤。这些感受结合在一起，让我们产生一系列的情绪。从广义上来说，情绪分为积极的或消极的，其强度各不相同。不同的情绪状态与影响一个人行为和思维方式的特殊生理变化有关。例如，当我们放松和害怕时，对世界的看法是不同的。这种生理、行为、思想与感觉的协调，使我们能够根据事件调整自己的行为。

情绪

情绪经验来源于上述4种基本的情绪。近期一项研究表明，情绪经验可能分为27种。右图列举了一部分。某些情绪是有梯度变化的，比如从焦虑到害怕，再到恐惧。

你为什么哭？

只有人类会哭，但没有人知道我们为什么哭，尤其是考虑到悲伤和快乐都能唤起眼泪的时候。哭是一种人际功能，它表明我们处于情绪低落的状态，从而引起适当的社会反应。哭也是一种宣泄，让情感充分参与和体验，有利于心理健康。

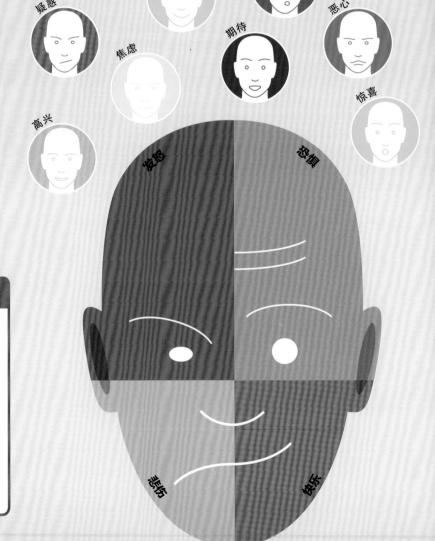

平静　可接受　惊叹　敬佩　满足　宽慰　疑惑　恶心　焦虑　期待　高兴　惊喜

发怒　恐惧　悲伤　快乐

情绪剖析

作为对刺激的反应，脑启动激素的变化，进而触发生理变化，促使我们以适当的方式对当前的情绪状态做出反应。心率变化、流向肌肉的血流量改变和出汗都与情绪激动有关。这些变化可以被主观感受到，进而增加了情绪的强度。

笑的目的是什么？

大笑引起的放松抑制了生物性的"战斗或逃跑"反应。

快乐和悲伤
血清素、多巴胺、催产素和内啡肽是影响我们幸福感的荷尔蒙。情绪可以通过身体来感受，在不同的身体部位会感受到不同的情绪。这里显示了血清素的作用。

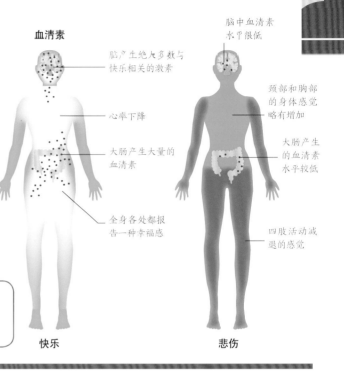

血清素

脑产生绝大多数与快乐相关的激素

心率下降

大肠产生大量的血清素

全身各处都报告一种幸福感

脑中血清素水平很低

颈部和胸部的身体感觉略有增加

大肠产生的血清素水平较低

四肢活动减退的感觉

快乐

悲伤

图例
· 报告正面的感觉
· 报告负面的感觉

无意识的情绪

对于原始的自动应答（如"战斗或逃跑"反应）来说，速度是至关重要的。出现得太快而不能被意识感知的情绪化刺激会引起情绪反应，并激活杏仁核。这些最初的反应决定了大脑皮层处理信息的方式。杏仁核参与情感记忆，在未来遇到相同情况时，会自动被激活。

感觉皮层
传递到感觉皮层的感觉信息被广泛地处理为有意识的感知，并与存储的信息整合到一起，但这需要时间。

海马体
海马体处理有意识的感知信息，并形成记忆。同时，海马体还将输入的信息与之前的记忆进行对比，以调整我们的情绪反应。

两条路径
有意识的情绪处理包括将感觉信息与存储的记忆结合起来，并对一种情况进行合理的评估，这是"慢而精确的路径"。与之形成对比的是无意识的反应，这种反应通过"快而不精确的路径"，因此，发生的速度更快。前额叶皮层在有意识的情绪调节中很重要。

慢而精确的路径

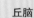

丘脑
传入的信息一方面被送至杏仁核，以便快速评估和采取行动；另一方面被传送到皮层区域，以便被意识觉知。

快而不精确的路径

杏仁核
杏仁核立即评估传入信息的情感重要性，并迅速向其他区域发送信号，以便立即采取行动。

下丘脑
杏仁核发出的信号会触发激素的变化，并输出到自主神经系统，以激发身体对情绪刺激的反应。

恐惧和愤怒

恐惧和愤怒会触发体内激素的释放，使我们做好应对威胁的准备。然而，在现代社会，长期焦虑会引起交感神经系统过度激活，引发健康问题。

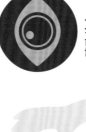

下丘脑
丘脑
杏仁核
视觉皮层

战斗或逃跑

当我们看到可能的威胁时，视觉信息会传递到脑内一个处理情绪的小区域，该区域称为杏仁核。杏仁核向下丘脑发出一个信号，激活交感神经系统，使身体做好应对危险的准备。下丘脑还向垂体和肾上腺发送信号，肾上腺可分泌皮质醇和肾上腺素等激素。这些路径共同作用，以启动我们的"战斗或逃跑"反应，使身体做好准备发起攻击或开始逃跑。

对危险做出反应
信号传递至下丘脑和杏仁核，触发下丘脑产生"战斗或逃跑"激素。另外，一条缓慢的、有意识的、涉及大脑皮层的通路也参与评估这种情况。

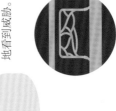

瞳孔放大
我们的瞳孔放大，以让更多的光线进来，这样我们就能更清楚地看到威胁。

血管收缩
皮肤表面的血流减少，所以我们可能看起来很苍白。

出汗增多
我们的汗腺被触发，开始出汗，以确保在需要体力劳动时感觉凉爽。

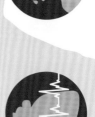

心率增加
我们的心跳加快，将富含氧气和营养物质的血液泵送到身体需要的地方。

唾液分泌减少
当我们感到恐惧的时候，唾液分泌会减慢。这会导致口干。

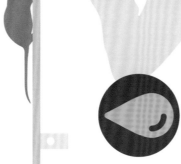

呼吸频率上升
这会给肌肉供氧，让它们为行动做好准备。但这种情况下会引起过度换气的症状。

消化减慢
为了避免能量的浪费，消化系统的活动减少。在极端情况下，我们甚至会将未消化的食物呕吐出来。

肌肉紧张
我们的手臂、腿和肩部的肌肉为行动做好了准备。我们可能会感到紧张或"焦躁不安"。

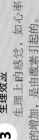
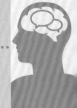

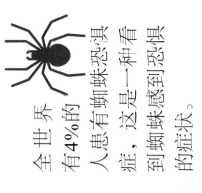

全世界有4%的人患有蜘蛛恐惧症，这是一种看到蜘蛛感到恐惧的症状。

免疫系统活动减少
在这个时候，处理感染并不重要，因此此免疫系统会关闭以节省能量。

血糖达到峰值
肝脏释放出储存的血糖，为肌肉提供工作所需的能量。同时，脂肪储备也被调动起来。

血液流向肌肉
携带营养物质和氧气的血液流向肌肉，使它们为"战斗或逃跑"做准备。

膀胱的肌肉放松
这会导致我们产生排尿的想法，而排尿可以减轻体重，使我们的行动更快更轻。

生气还是恐惧？

身体对恐惧和生气的反应是相似的。我们会对自己的某些经历感到生气或恐惧主要取决于我们理解这种感觉的方式。有一个这样的理论：当我们知道一件不好的事情为什么会发生，以及谁造成了这件事情的发生，我们就会感到愤怒。而如果我们不知道这件事情为什么发生，我们就会感到恐惧。

"战斗或逃跑"反应会被触发

午夜时分，你被楼下的噪声吵醒。

你一人居住，所以你知道下面应该没人。

有人闯入
你不知道到底是什么原因引起了那个噪声，所以你感到恐惧。

你回想起你的室友之前出去了，礼貌之前出去了，那个噪声应该是她回来的时候引生起。

是一位朋友
由于你室友不礼貌的行为，你感到很生气。

背景原因是重点
我们对一个特定的刺激表现出恐惧还是愤怒，常常取决于这个刺激发生的背景或原因。

惊恐发作

惊恐发作是对恐惧或焦虑的身体反应。其症状包括剧烈的心跳、胸痛、浅而快的呼吸和出汗。患者最初可能认为自己心脏病发作。认识到你正在经历一次惊恐发作。打破这个循环的第一步是认识到你正在经历一次惊恐发作。

惊恐循环

1 诱因
惊恐发作可能有一个单一的触发因素（比如恐惧症），或者在压力和焦虑增加时毫无征兆地开始发作。

2 对危险的解读
你的大脑将这种感觉理解为危险，并降放"战斗或逃跑"激素。

3 生理效应
生理上的感觉，如心率的增加，是由激素引起的。

4 焦虑的累积
如果你不知道触发因素，也不确定为什么会发生这种情况，你的焦虑就会增加。

5 症状加重
更多的激素被释放，症状进一步增重，进一步增加焦虑。

6 惊恐发作
如果不加以控制，这可能会演变成一场全面的惊恐发作。患者甚至可能担心自己快死了。

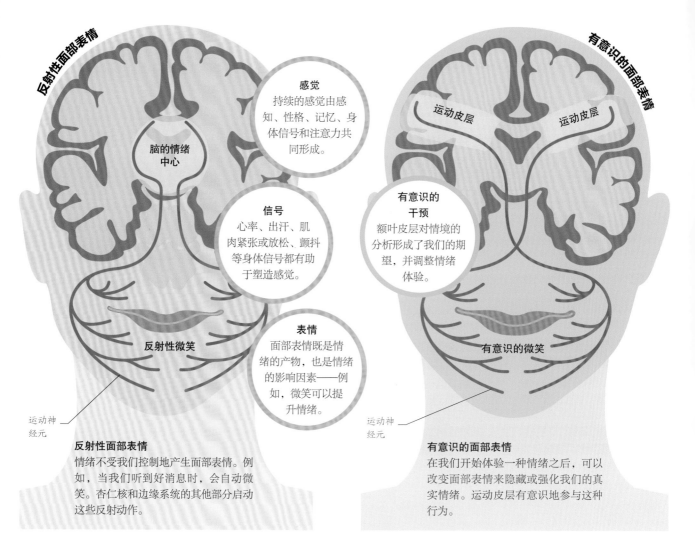

感觉
持续的感觉由感知、性格、记忆、身体信号和注意力共同形成。

运动皮层　　**运动皮层**

脑的情绪中心

有意识的干预
额叶皮层对情境的分析形成了我们的期望，并调整情绪体验。

信号
心率、出汗、肌肉紧张或放松、颤抖等身体信号都有助于塑造感觉。

反射性微笑

表情
面部表情既是情绪的产物，也是情绪的影响因素——例如，微笑可以提升情绪。

有意识的微笑

运动神经元

运动神经元

反射性面部表情
情绪不受我们控制地产生面部表情。例如，当我们听到好消息时，会自动微笑。杏仁核和边缘系统的其他部分启动这些反射动作。

有意识的面部表情
在我们开始体验一种情绪之后，可以改变面部表情来隐藏或强化我们的真实情绪。运动皮层有意识地参与这种行为。

有意识的情绪

　　人们是有意识地感受到情绪的，无论是积极的还是消极的，是多变的还是持续不变的，情绪都对我们的生活质量有重大影响。有意识的感觉与无意识的过程不断地相互作用，共同形成了我们的情绪。

情绪是如何形成的
反射性的表情和有意识的表情都是由运动皮层介导的，但是反射性的表情是直接从边缘系统而不是通过额叶传递到运动区的。我们也可以有意识地改变对情绪的生理反应。

情绪形成

　　情绪反应是复杂和动态的。当对刺激的快速固有反应与详细的分析相互作用时，情绪就会出现。固有反应是对关键刺激最有益的反应。一旦这些刺激引起了一个人的注意，理性的评估就会随之而来。随后，一个人的情绪如何变化则取决于他们的性格、过去的经验及他们对信息的评估方式。

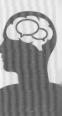

情绪反应

情绪反应会随着时间的推移而变化，可从最初的保护性反应到经过深思熟虑之后的反应。想象一个朋友突然向你扑来：首先你感到震惊或恐惧，但当你的大脑进一步处理信息时，你会过渡为平静。在这个过程中，第一个阶段是注意力被"抓住"，杏仁核做出快速反应，激发意识脑区为主观感知做准备。

图例

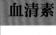

- 杏仁核
- 初级视觉皮层
- 额叶皮层
- 梭状回（人脸识别区）
- 运动皮层
- 顶叶皮层

小于100毫秒
感觉信号进入杏仁核，杏仁核将信号发送到顶叶皮层，然后再传至运动皮层，以对情绪刺激产生快速反应，例如逃离危险。

信号传递至运动皮层和顶叶皮层

信号传递至杏仁核

来自感觉区域的信号

100~200毫秒
信息随后到达额叶，并在那里形成意识，以采取相应的行动。

识别路径

额叶皮层记录信息

350毫秒
随后，经过深思熟虑之后的反应被传递回运动皮层，指导身体做出适当的反应。

来自额叶的信号传递至运动区域

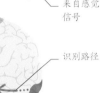

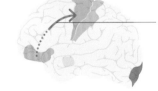

血清素

除了多巴胺和去甲肾上腺素，血清素也是一种神经递质，在调节情绪方面起着关键作用。虽然并不能简单地将血清素水平高等同于快乐，或血清素水平低等同于悲伤，但血清素的减少通常与抑郁和焦虑有关。很多抗抑郁药物通过提高脑中血清素的水平起作用。锻炼也可能有一定的帮助，例如，快走或跳舞可以提高血清素水平。

情绪是有传染性的，人类会模仿彼此的表情

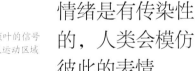

情绪和心情

情绪通常是短暂的，由特定的思想、活动或事件引起。心情则一般持续数小时、几天甚至几个月。例如，当你看见一个朋友正在跟你打招呼时，你会产生一阵快乐的情绪；但当你丢了一份工作，则可能经历较长时间的悲伤或担忧。情绪倾向于在瞬间表达，而心情却不是。

适应性行为		
情绪	**可能的诱因**	**适应性行为**
生气	来自另一个人的挑衅行为	以"战斗"反应为主导，采取威胁性的姿态或行动
恐惧	来自强者或支配者的威胁	"逃跑"以避免威胁；或通过交流安抚威胁者
悲伤	失去自己爱的人	沉迷往事的消极状态，以避免更多的困难
恶心	令人不快的事物（如腐烂的食物或不干净的环境）	厌恶行为——远离不健康的环境
惊讶	发生了新奇的或是意想不到的事情	对令自己惊讶的事物格外关注，从而做出更强烈的反应

奖励中心

脑的奖励系统之所以逐渐进化，是因为它可以帮助我们寻找对我们的生存至关重要的东西。但如果这个系统被操纵了，则会导致成瘾。

奖励路径

当我们做一些对生存很重要的事情时，比如饥饿时进食或者做爱，会引起腹侧被盖区（VTA）的神经元被激活，这些神经元可触发神经递质多巴胺的释放。这些神经元将信号传递到一个叫作伏隔核的区域，多巴胺的数量在这里激增，告诉脑这是一种应该重复的行为。神经元也向额叶皮层发送信号，额叶皮层将注意力集中在有益的活动上。

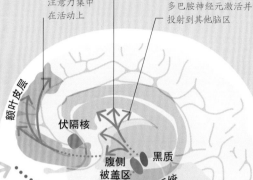

多巴胺的涌入告诉脑去重复这个活动

注意力集中在活动上

多巴胺神经元激活并投射到其他脑区

额叶皮层

伏隔核

黑质

腹侧被盖区

边缘系统

光线进入眼睛

边缘系统记录感觉信息

奖励路径
奖赏系统从中脑的腹侧被盖区开始，传递到基底节的伏隔核，然后到额叶皮层。多巴胺也从黑质到基底神经节。这条通路影响运动的控制。

1 刺激
最初的刺激可能来自身体外部（比如看到食物）或者来自身体内部（比如血糖水平下降）

2 冲动
从腹侧被盖区释放到伏隔核的多巴胺驱使我们寻找并努力获取与刺激相关的奖励。

3 欲望
这种冲动可能被记录为大脑皮层的一种有意识的欲望，但有时它无法被察觉，甚至与我们有意识的欲望相反。

5 奖励
这种奖励会触发脑中一个称为"享乐热点"的区域，释放类阿片神经递质，给人以愉悦感。

6 学习
如果奖励比预期的还好，脑会释放更多的多巴胺，加强刺激和奖励之间的联系。

4 行动
额叶皮层的一个区域负责对输入信号进行衡量，并决定是否寻求奖励，然后身体就会行动起来。

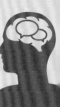

成瘾

大多数药物滥用会在奖励系统中产生大量多巴胺，远远超过食物或性等自然奖励所能产生的多巴胺的量。这就导致了成瘾者寻找更多毒品的强大动力。药物成瘾还会使成瘾者脑中多巴胺受体的数量减少，因此自然回报无法再给他（她）同样的感觉。这就意味着成瘾者失去了诸如寻找食物和参与社交活动的冲动。相反，药物成为多巴胺释放的强大诱因，即使成瘾者有意识地想停止吸毒，也会对毒品产生强烈的渴望。

高达60%的成瘾源于遗传因素

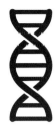

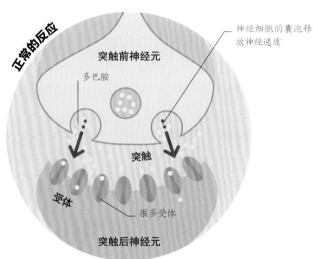

充满多巴胺

一些药物会增加多巴胺的释放，而另一些药物则会阻止多巴胺被循环利用。大脑中突触的积累会产生一个巨大的反应，引起成瘾者寻找更多药物的动力。同时，环境也与药物滥用有关，并可能在未来引发对药物的渴望。

多巴胺耐受

随着时间的推移，大脑会通过减少多巴胺受体的数量来抵消过量的多巴胺。当正常数量的多巴胺被释放时，几乎起不到任何效果。使用者可能需要越来越大剂量的药物来感受之前同样的效果，而他们对其他奖励的渴望也会降低。

垃圾食品为什么这么好吃？

垃圾食品含有大量的糖、盐和脂肪，触发了脑的奖励系统。这一奖励机制会帮助我们在食物匮乏的时候生存下来。

想要与喜欢

奖励路径通常被称为"快乐通道"，而多巴胺就是"快乐的化学物质"，但这并不准确。伏隔核中的多巴胺促使人们"想要"奖赏，成瘾者常常会体验到对药物的强烈渴望，但他们并不喜欢药物滥用带来的后果。快感可能是由其他神经递质引起的，如阿片类药物或内源性大麻素。

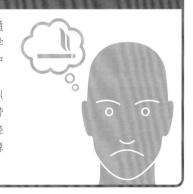

性和爱

有性生殖是基因遗传的基础。多种情绪的演变伴随和促成这一过程，共同创造出爱的感觉。

爱与吸引

对爱情和性行为的科学研究已经确定了爱的三个主要组成部分：吸引力、依恋和性欲。这些状态都发生在不同的时间尺度上，涉及脑的不同区域，产生一系列称为神经递质和激素的化学信使。性欲和吸引力是紧密相连的，但两者都很短暂，均在较短的时间内流逝。为了维持两性关系，上述状态必须产生深刻的依恋，这涉及脑的长期变化。

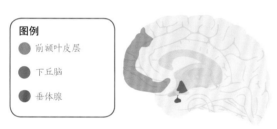

图例
- 前额叶皮层
- 下丘脑
- 垂体腺

脑的区域
下丘脑和垂体控制早期激素主导的亲密关系。随后，前额叶皮层介导了与依恋有关的情绪控制。

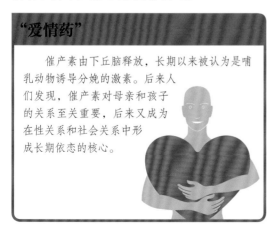

"爱情药"

催产素由下丘脑释放，长期以来被认为是哺乳动物诱导分娩的激素。后来人们发现，催产素对母亲和孩子的关系至关重要，后来又成为在性关系和社会关系中形成长期依恋的核心。

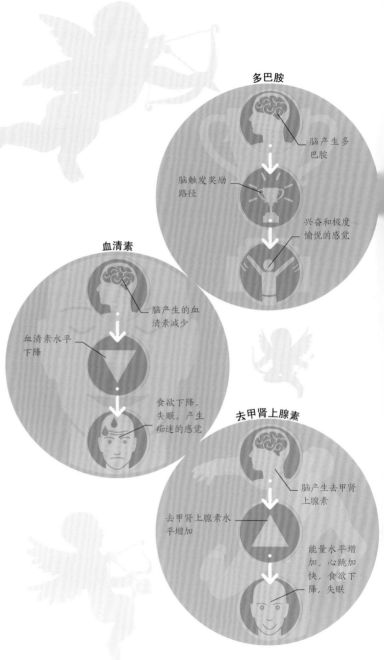

多巴胺
- 脑产生多巴胺
- 脑触发奖励路径
- 兴奋和极度愉悦的感觉

血清素
- 脑产生的血清素减少
- 血清素水平下降
- 食欲下降，失眠，产生痴迷的感觉

去甲肾上腺素
- 脑产生去甲肾上腺素
- 去甲肾上腺素水平增加
- 能量水平增加，心跳加快，食欲下降，失眠

吸引
化学信使多巴胺和去甲肾上腺素激增，加上血清素水平降低，产生了强烈的被吸引的感觉。在精力充沛的状态下，被吸引者心跳加速、手心出汗、食欲不振，这表明他们总是想着爱人，渴望爱人的陪伴。

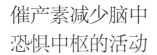

催产素减少脑中
恐惧中枢的活动

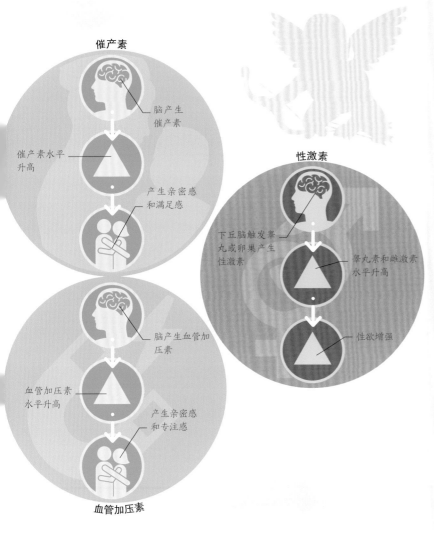

催产素

脑产生
催产素

催产素水平
升高

产生亲密感
和满足感

性激素

下丘脑触发睾
丸或卵巢产生
性激素

睾丸素和雌激素
水平升高

性欲增强

脑产生血管加
压素

血管加压素
水平升高

产生亲密感
和专注感

血管加压素

依恋

催产素和血管加压素有多种作用，包括更
多地保护吸引我们的对象并关注他们的需
要。这些激素会刺激形成长期关系，但也
会增加对他人的不信任。

性欲

性欲是在睾丸素和雌激素的驱使下发
生性关系的原始冲动。虽然它们分别
提高了男性和女性的性欲，但它们本
身并不能单独带来持久的关系。

面部对称

 一个人的脸是决定别人是否认
为他（她）具有吸引力的关键。人
类和猴子喜欢对称的脸，对称是健
康和遗传的标志。许多物种也喜欢
异性的相貌，如雄性更喜欢看雌性
的脸，反之亦然。这些因素相互作
用——较高的面部对称性增加了面
部的女性或男性气质。

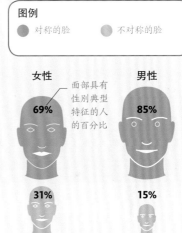

图例

● 对称的脸   ● 不对称的脸

女性   男性

69%   85%

面部具有
性别典型
特征的人
的百分比

31%   15%

欧洲

当看到具有高对称性或低对称性的面部
时，欧洲人会认为高对称性的面部看起
来更有女性气质或男性气质。

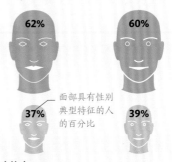

62%   60%

面部具有性别
典型特征的人
的百分比

37%   39%

哈扎人

在坦桑尼亚土著民族哈扎人身上也发现
了类似的结果。这表明对称性和吸引力之
间的联系是普遍的。

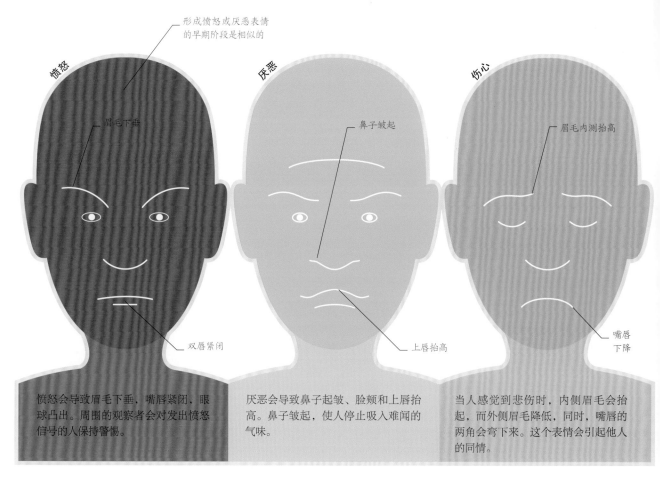

愤怒

厌恶

伤心

形成愤怒或厌恶表情的早期阶段是相似的

眉毛下垂

鼻子皱起

眉毛内测抬高

双唇紧闭

上唇抬高

嘴唇下降

愤怒会导致眉毛下垂，嘴唇紧闭，眼球凸出。周围的观察者会对发出愤怒信号的人保持警惕。

厌恶会导致鼻子起皱、脸颊和上唇抬高。鼻子皱起，使人停止吸入难闻的气味。

当人感觉到悲伤时，内侧眉毛会抬起，而外侧眉毛降低，同时，嘴唇的两角会弯下来。这个表情会引起他人的同情。

普遍的情绪

心理学家发现有六种普遍的情绪：生气、厌恶、悲伤、快乐、恐惧和惊讶。就像原色一样，这6种普遍的情绪结合在一起，会产生我们所体验的许多种情绪。每一种情绪都与一个独特的表情相关，且在不同的文化中，同一种情绪的关联表情都相似。表情一部分是生物性的，另一部分是社会性的。例如，当你感到惊讶或恐惧时，会睁大眼睛，以吸收更多的光线来更好地观察周围的情况。但是，表情在其他方面的演变，会作为一种社会信号传递给同一物种的其他成员。

表情

表情是情绪的延伸。表情使我们能够将自己的感受传达给他人，并推断出周围人的想法和感受。心理学家认为，人类共有六种基本情绪，每种情绪都有相关的表情。

微表情

微表情是一种微小的、不自觉的、通常难以察觉的面部表情。微表情持续的时间不超过半秒，做出微表情的人可能都不知道这种形式的"情感泄漏"正在揭露他们的真实感受。

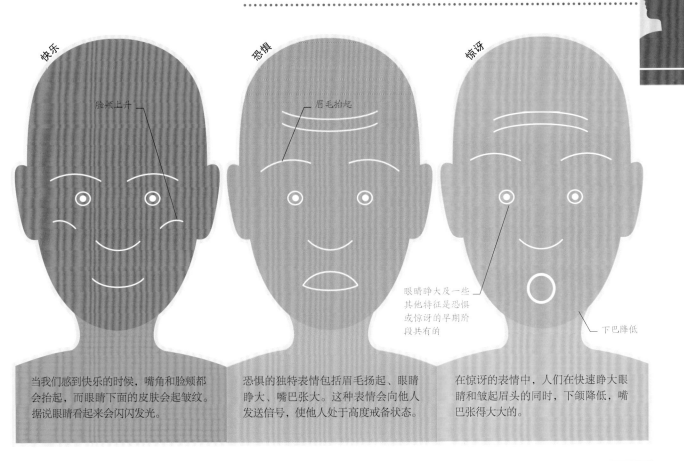

快乐

脸颊上升

当我们感到快乐的时候，嘴角和脸颊都会抬起，而眼睛下面的皮肤会起皱纹。据说眼睛看起来会闪闪发光。

恐惧

眉毛抬起

恐惧的独特表情包括眉毛扬起、眼睛睁大、嘴巴张大。这种表情会向他人发送信号，使他人处于高度戒备状态。

惊讶

眼睛睁大及一些其他特征是恐惧或惊讶的早期阶段共有的

下巴降低

在惊讶的表情中，人们在快速睁大眼睛和皱起眉头的同时，下颌降低，嘴巴张得大大的。

微笑

微笑可以是积极情绪的真实表达，也可以是有意识的、有社会动机的行为。与社交微笑相比，真正的微笑是无意识的行为，涉及不同的肌肉群。虽然真正的微笑和社交微笑都会出现嘴巴张大，嘴角上翘，但真正微笑的人会收缩并抬起脸颊的肌肉，在眼睛周围产生"鱼尾纹"。有意识的微笑使用的面部肌肉各不相同，并被用于一系列社交互动中。它们可以是社交的纽带，也可以用来表示支配地位，还可以用来掩饰尴尬。

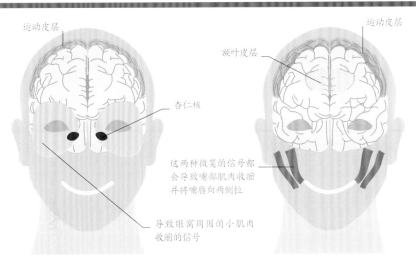

运动皮层

杏仁核

导致眼窝周围的小肌肉收缩的信号

运动皮层

额叶皮层

这两种微笑的信号都会导致嘴部肌肉收缩并将嘴唇向两侧拉

真正的微笑
真正的微笑所涉及的肌肉收缩是由脑的情感中心（如杏仁核）发出的信号触发的，这些信号通常在我们意识不到的情况下工作。

有意识的微笑
社交微笑涉及激活额叶皮层和来自运动皮层的信号。在这个过程中，嘴部肌肉收缩，但我们无法控制眼部的肌肉。

肢体语言

肢体语言是一种非语言的交流。在这种交流中，我们的思想、意图或感情是通过身体姿势、手势、眼球运动和面部表情等来表达的。

无意识的交流

人与人之间的社会交往涉及复杂的非语言交流，非语言交流与语言交流同时进行。许多肢体语言都是本能产生的，例如，眼球运动、面部表情和姿势等，都是在没有意识控制的情况下发生变化的。因此，这些动作可以揭示出未表达出的意图。肢体语言也被用来公开地表达社交意图，例如亲吻。这种交流非常丰富，涉及整个身体，而大脑的活动也与之相适配。

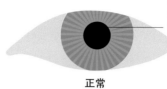

快乐

以静息状态的大小为基准，瞳孔可以缩小或放大

正常

虹膜肌肉收缩导致瞳孔放大

放大

眼睛的信号
瞳孔的大小经常发生改变，以发出各种信号。瞳孔放大可能表示惊讶或被吸引，而瞳孔缩小则与愤怒等负面情绪有关。

攻击型

超过50%的交流基于肢体语言

手势在全世界都是同样的含义吗？

不，很多手势都具有文化特殊性。一个简单的手势在不同的社会中有不同的含义。

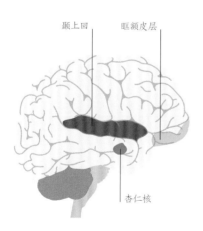

颞上回　　眶额皮层

杏仁核

脑的处理过程
肢体语言的处理涉及杏仁核等区域，杏仁核接收情绪性信息。颞上回的部分区域对人体的动作做出反应，而眶额皮层则分析动作的意义。此外，当你看到别人移动时，被称为镜像神经元的特殊细胞也会被激活。

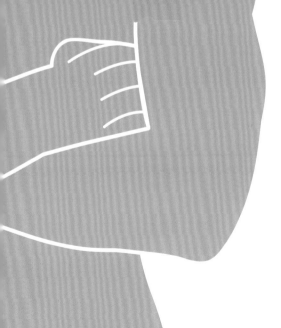

悲伤

面部表情
面部表情可揭示一个人的很多情绪。特别是眼睛和嘴巴，它们自动对强烈的感情做出反应，尽管人们可以有意识地改变自己的表情来掩饰情绪。

防守型

姿势
攻击型姿势会使人的体形增大，包括手臂伸展、双脚分开和胸部突出。同样的姿势也可能表示侵入他人的私人空间。相反，防守型姿势是封闭的，其典型动作是双臂交叉。

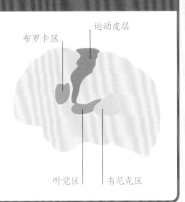

手势

大多数肢体语言是无意识地进行的，但我们可对手势进行有意识的控制。手势是用来传达意思的身体动作。手势有四种类型：象征性（标志性），指示性（索引式），运动性（节拍式），词汇性（符号性）。手势可以用来代替语言，或者在说话时用以强调语言的内容。一些科学家认为，越来越复杂的手势演变成了语言的前兆，而拥有语言是人类的独有特征。

手势的类型

象征性手势
这些手势可以被翻译成文字，例如，通过招手来打招呼或做出"OK"的手势。它们在特定文化中被广泛识别，但在别的文化中，可能不被识别

指示性手势
指示性手势包括指向（或以其他方式指示）具体的物体、人或更抽象的事物。无论是否伴随语言，它们都像代词一样，意思是"这个"或"那个"

运动性手势
这类手势持续的时间很短，常常与说话的方式相关，例如在说话时及时挥动手，以表示强调。运动性手势本身没有意义，也就是说，当只做手势而没有说话时，这个手势就没有意义

词汇性手势
这些手势描绘的是动作、人或物体，例如在讲述投掷球的故事时模仿投掷的动作，或用手描绘物体的大小。词汇性手势通常伴随着说话，但也有其独立的意义

手语

手语看起来是一种复杂的肢体语言，但它与说话有很多的共同点。研究表明，当人们做手语时，与他们在说话时活跃起来的脑区域（见右图）相同。手语有语法，每个手势都有特定的含义，而肢体语言则有广义的解释。

布罗卡区　运动皮层

听觉区　韦尼克区

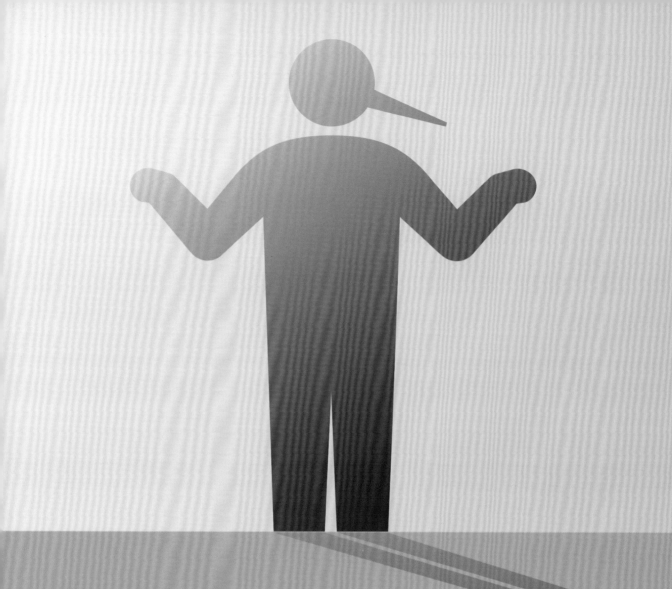

如何分辨一个人是否在说谎

　　区别一个人是否在撒谎，常常取决于你是否认识他。对于你认识的人，你可以通过与他平时的言行进行比较来判断他是否说谎。但是对于一个自信且具有说服力的人，尤其是当你不认识他的时候，发现他说谎有多难？

简单来讲，很难。从传统上来说，一个人正在撒谎的标志是其眼神游离，避免与他人的眼神接触，经常收回和展开双臂、耸肩及坐立不安。一些诚实的人也常常是紧张和不安的。而在其他一些人身上，这些信号表明他们努力使自己表现得值得信任。

测谎仪，或称谎言检测器，可以检测人的脉搏和呼吸频率、血压及出汗情况，但其也曾受到过怀疑。这是由于人们在使用它的时候，会感觉到一定的压力。一些无辜但容易焦虑的人的测试结果会出现"撒谎"，而那些保持平静的、有经验的撒谎者又可以轻松通过测谎仪的测试。

语言线索

语言可以稍微增加其可信度。说话犹豫、出现重复的字词、断断续续、语气或语速改变、语言模糊及描述一些微不足道的细节而避开主要讨论的话题，都是脑通过采取一系列措施来争取"思考的时间"，以努力使那些谎言听起来可靠。尤其对于那些长期撒谎的人来说，他们需要搜索过往相关的记忆，以免在多个谎言中出现互相冲突的情况，而被别人识别出来。

一个更可靠的检测撒谎的方法是通过功能性核磁共振扫描（fMRI），要求受试者全程协作。当人在撒谎的时候，脑中的某些区域会变得更加活跃，并在屏幕上显示出来。这些区域包括前额叶、顶叶和前扣带回皮层、尾状核、丘脑和杏仁核。

总结来说：

> 判断陌生人是否说谎要特别谨慎。

> 不要过于相信一些传统的判断撒谎的标志，比如坐立不安或是缺乏眼神交流。

> 来自语言的线索，如犹豫和重复，可能稍微可靠一点。

> 在很多测试中，简单的"直觉"也能成功地判断别人是否在说谎。

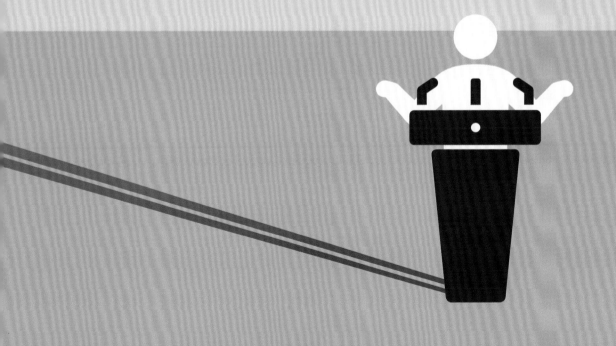

道德

大多数在正常环境中生活的人都有判断对错的本能，而道德似乎也有一部分是固有的，产生于理性和情感的结合。

对与错从何而来?

所有文化都有以共同道德为基础的社会规范，从而实现社会凝聚力。在做出道德判断时，大脑有两个系统发挥作用：一个是理性系统，该系统毫不费力且明确地评估可能采取的行动的利弊；另一个是感性系统，迅速地产生情感和直觉上的对与错的感觉。理性和情感之间的相互作用是复杂的，有人对处理道德困境时脑的活动进行了研究，并发现了理性和情感之间相互作用的关键区域。

道德判断

当我们做决定时，情感起着至关重要的作用。为了在道德上进行权衡，涉及情感体验的脑区域会与记录事实并考虑可能的行为及其后果的脑区域相互协调。

图例

 理性回路

 情感回路

顶叶

顶叶负责工作记忆和认知控制，为我们感知来自社会的信息，以了解他人的意图，例如某一行为是否具有攻击性，或者社会环境如何影响行为。

背外侧前额叶皮层

该区域负责对理性和情感信息进行整合。在面对复杂的道德困境时，背外侧前额叶皮层能通过抵消腹内侧区的活动来抑制情绪冲动。人们通常采纳使用记忆或其他数据的认知解决方案来应对道德困境。

杏仁核

外侧观

后颞上沟

大脑皮层的这个区域与顶叶一起协作，提供信息，引导道德直觉[1]和将信念归因于他人，并将这些信息与行动的潜在后果结合起来。后颞上沟也可以帮助评估一个人是否在说谎。

颞极

颞极在社交处理（如面孔识别及理解他人的精神状态）和情绪处理方面均有作用。颞极还有助于整合复杂的知觉信息和直观的情绪反应。

腹内侧前额叶皮层

该区域是允许情绪反应影响理性道德决定的重要结构。在精神病患者中，该区域与杏仁核和奖励路径之间的联系被破坏了。

---

1 译者注：是一种自发的道德判断，其中也有对道德规则和原则的直觉理解

利他主义

利他主义，即一个人以自身利益为代价或甘冒风险为他人谋利，包括同情他人的痛苦，并采取行动帮助他人。利他主义涉及不同的过程。脑扫描显示，利他行为激活了奖励路径，强化了利他行为，缓解了情绪上的不适。无私是人类行为的一个显著特征，但从进化角度来看，利他主义者也存在危险，这一点一直是个谜。

精神病

精神病患者可以理解道德，因此可以模仿正常的社会交往。这意味着虽然他们的行为令人发指，但其实他们自己在是否采取某种行为时难以判断。其根本原因可能是连接逻辑决策和情绪的大脑区域之间脱节，使他们无法控制自己行为的后果。

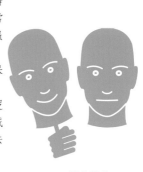

模仿情绪

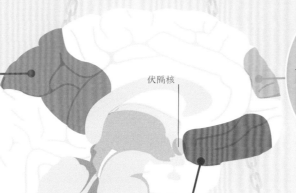

后扣带回皮层

当环境发生变化，并且我们开始思考自身处境的时候，这个区域是活跃的。后扣带回皮层是我们通过直觉评判他人精神状态的中心区域，可以帮助我们评估犯罪的严重性并做出合适的反应。

伏隔核

额内侧回

脑的这一区域对于做决策和在可选项之间进行抉择非常重要，尤其是当有多种互相矛盾的选择存在时。

内部观

眶额前额叶皮层

观看道德色彩很强的场景会激活这个区域，以处理情感刺激。它有助于对观察到的行为做出公正的奖惩，并有助于做出情感化的道德选择。

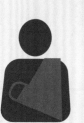

看到一个意外受伤的人会产生类似的脑活动，就好像自己也受伤了一样

脑损伤会影响道德吗？

这取决于受影响的脑区域。例如，如果将情感与道德选择联系起来的脑区域受到损伤，就会导致人们做出"冷酷无情"的决定。

学习一门语言

与其他物种不同，人类的脑有专门负责语言的区域。婴儿天生就具备学习语言的能力，他们通过脑中的这些专门区域和自己独特的经验相互作用来学习语言。为了学习语言，人们还必须与他人进行交流。

学会说话

人类对面孔的喜爱与生俱来，这有助于新生儿把注意力集中在与他们交谈的人身上。然后，眼神交流和注视可以让他们把听到的话和正在谈论的东西联系起来。当婴儿学习新单词时，会犯"过度延伸"的错误，他们会用一个词来标记多个事物，例如用"苍蝇"这个词来指代任何小而黑的事物。

掌握语言的时间线
掌握语言的确切时间因人而异，但所有儿童都有类似的经历顺序——从牙牙学语到念出第一个字，最后再到说出完整的句子。

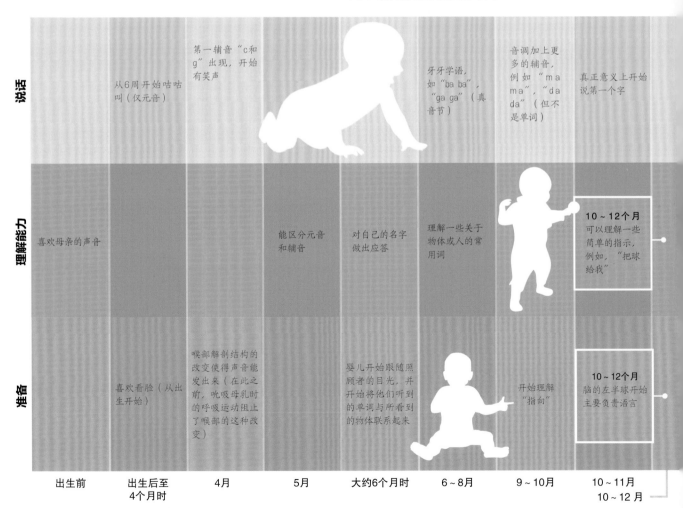

说话

从6周开始咕咕叫（仅元音）

第一辅音"c和g"出现，开始有笑声

牙牙学语，如"ba ba"，"ga ga"（真音节）

音调加上更多的辅音，例如"ma ma"，"da da"（但不是单词）

真正意义上开始说第一个字

理解能力

喜欢母亲的声音

能区分元音和辅音

对自己的名字做出应答

理解一些关于物体或人的常用词

10~12个月
可以理解一些简单的指示，例如，"把球给我"

准备

喜欢看脸（从出生开始）

喉部解剖结构的改变使得声音能发出来（在此之前，吮吸母乳时的呼吸运动阻止了喉部的这种改变）

婴儿开始跟随照顾者的目光，并开始将他们听到的单词与所看到的物体联系起来

开始理解"指向"

10~12个月
脑的左半球开始主要负责语言

| 出生前 | 出生后至4个月时 | 4月 | 5月 | 大约6个月时 | 6~8月 | 9~10月 | 10~11月 10~12月 |

双语脑

在双语者的脑中，两种语言相互"竞争"，这为人们提供了忽视无关信息的无意识实践。研究表明，双语者在这方面表现得比单语者更好。通常在四岁左右就会丧失像学习母语那样学习第二语言的能力，尤其是在发音方面。研究显示，老年双语者大脑中的白质保存得更好，这有助于保护他们免受认知能力下降的影响。

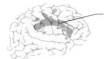

老年双语者脑中的白质保存完好

脑右半球

灰质的活化区域

脑左半球

双语区
当讲双语的人在两种语言之间切换时，灰质区域（显示蓝色）被激活。

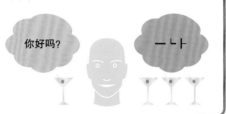

酒精和语言

一项针对第二语言学习者的研究着眼于酒精是否能通过降低自我意识来改善口语和发音。结果发现，酒精可在一定程度上起作用，但喝了太多酒后，受试者的表现会迅速恶化。

你好吗？　　　ㅡㅏ

约12个月	从12个月开始	12～18月	18个月	2岁时	2～2.5岁	3岁以上	5岁
		单个单词阶段：可以使用单个词来叫出熟悉对象的名字，例如牛奶、猫、杯子等	两个单词阶段：例如"妈妈吃""爸爸坏""大泰迪"	两个单词以上的"电报"阶段。这个时期也开始使用一些疑问词（例如，"我的书在哪里？"）和否定词（如"不做"）	出现多词，开始句子式的演讲，例如"鞋子全湿了"。还使用"哪里""为什么"和"倒置句"，例如"你去哪里了？"	这个时期的词汇量一般在3000字左右，而且还在不断增长。同时，也加入了语法的使用，例如复数和过去式。	这个时期已充分使用语言，尽管还有许多微妙的意义有待掌握。

大概能听懂50个字，擅长听母语中的语音

能理解的单词大约是词汇量的五倍

开始指向自己，有效地"询问"单词的名称

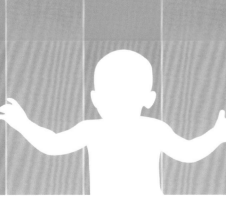

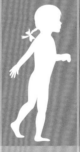

在大约18个月时，会迎来一个词汇学习的"爆发期"，即每周学习的单词量约为40个

与语言相关的区域

与其他物种不同，人类的脑有专门的语言区域，这个区域通常位于脑的左半球。人类使用语言进行交流的独特能力被认为是其进化上的优势。

布罗卡区和韦尼克区

人脑中有两个主要的语言区，分别为布罗卡区和韦尼克区。布罗卡区与动嘴发声有关。在学习新语言时，当我们说母语和非母语时，布罗卡区中的特殊区域被激活。而韦尼克区负责理解我们听到或读到的单词并在说话时选择它们来发声。这一区域受损会导致人们说话的方式变得奇怪，说出的句子毫无意义。

运动皮层
运动皮层有助于执行产生语言所需的运动，例如，动舌头、嘴唇和下巴。当你听到或说出语义上与身体的某部位相关的单词时，运动皮层就会被激活。例如，"跳舞"这个单词可能与脚有关。

语音像声波一样在空气中传播

脑损伤和语言的改变

在一些病例中，脑损伤患者醒来时似乎能说出不同的语言或口音。外国口音综合征就是这种疾病的一个例子。这些病例非常罕见，而且还没有足够的科学研究来详细了解它们。

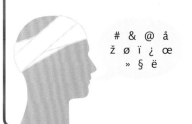

你好

SHWMAE BONJOUR
ASALAAM ALAIKUM
GUTEN TAG
PRIVET   OLÁ
KONNICHIWA
HOLA   CIAO

说话和理解语言
语言处理是一项复杂的任务。即使是简单的问候语，例如"你好"，也需要大脑的几个不同区域协同工作。

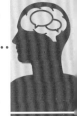

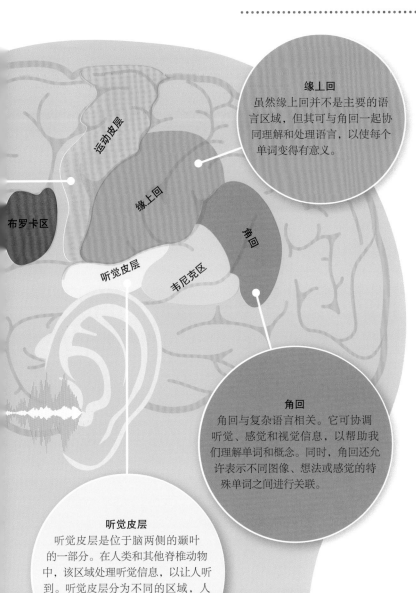

缘上回

虽然缘上回并不是主要的语言区域，但其可与角回一起协同理解和处理语言，以使每个单词变得有意义。

运动皮层

布罗卡区

缘上回

角回

听觉皮层

韦尼克区

角回

角回与复杂语言相关。它可协调听觉、感觉和视觉信息，以帮助我们理解单词和概念。同时，角回还允许表示不同图像、想法或感觉的特殊单词之间进行关联。

听觉皮层

听觉皮层是位于脑两侧的颞叶的一部分。在人类和其他脊椎动物中，该区域处理听觉信息，以让人听到。听觉皮层分为不同的区域，人类可以听到复杂的声音，如一段对话中的单词。

失语症

失语症是一种由于脑受损，如由于受外伤、中风或长了肿瘤，而无法理解或形成语言，无法阅读或书写的疾病。这种情况可轻可重。失语症有多种类型（见下表）。有些类型是根据受影响的大脑区域或产生的语言类型命名的。然而，失语症可以通过许多不同的方式影响语言、阅读和写作，其中一些语言障碍可能不属于某个特定的类型或类别。

失语症的类型	
类型	**症状**
完全性失语	这是失语症中最严重的类型，导致患者完全无法解读、理解和形成语言
布罗卡区失语	影响发声，少到只能说几个单词，这会使患者的语言停顿或"不流畅"
韦尼克区失语	患者无法理解单词的意思。虽然语言的形成不受影响，但可能会使用不相关的词，形成无意义的短语
命名性失语	患者在说或写的时候很难找到相应的单词。这导致患者说出含糊不清的语言，从而产生强烈的沮丧感
原发性进行性失语	患者的语言表达变得缓慢，并逐渐受损。这种类型的失语可能是由痴呆症等疾病引起的
传导性失语症	传导性失语症是一种罕见的失语症，导致重复短语困难，尤其是当短语或句子长而复杂时

全世界大约有6500种不同的语言

面部表情

我们在交谈中经常使用面部表情。说话者扬起眉毛来强调某一点或指出一个问题；倾听者用面部表情来表达对所听到的内容的兴趣。一项研究调查了在谈话中使用面部表情的主要原因。

 耸耸面部

 思考

 强调

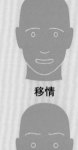 移情

 疑问

 复述

 个性反应

我正在听

图例

● 说话者　　● 说话者和倾听者

● 倾听者

说话者

1 传送信息
谈话的出发点是说话者想表达的观点和意图。

2 阐述
说话者选择具有正确含义（语义）的单词，然后采用正确的形式和顺序（语法）使其有意义。例如，"你想喝一杯吗？"是一个问题，"你想喝一杯"是一个陈述，"想你喝一杯吗"是一派胡言。布罗卡区在这两个过程中至关重要。

想要你
语义

你想要
语法

3 发音
为了将信息说出来，说话者通过运动皮层控制嘴、舌、唇、喉的运动，形成语调正确的语音。

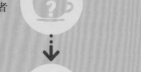

不，谢谢

轮流说话

你想要喝一杯吗？

花园小径句

　　如果信息的后一部分与前一部分所提示的内容相互矛盾，我们可能就会被误导。例如："在车祸现场停车的汽车很快就被警察包围了。"我们最初理解"停车"是指汽车做了什么；但当我们听到"很快"时，就清楚这辆车是被警察拦住的。我们必须重新审视信息的开头才能理解它。这种说法叫作花园路径句。

与人交谈

交谈是由说话者和倾听者共同完成的，不仅仅是形成和理解语言。我们轮流说话，理解信息，并不断调整想法。

语言之外的信息

我们在谈话中经常使用非语言信号。除表示强调（通过面部表情）或增加视觉效果（通过手势）以外，这种信号还允许未说话的人在对话中发挥作用，在不打断或抢话的情况下对说话者表示鼓励。

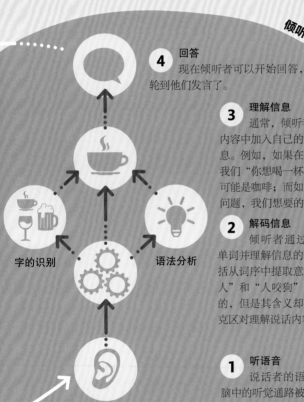

倾听者

4 回答
现在倾听者可以开始回答，轮到他们发言了。

3 理解信息
通常，倾听者会在听到的内容中加入自己的经验来理解信息。例如，如果在早上9点，有人问我们"你想喝一杯吗？"，我们的期待可能是咖啡；而如果是在晚上9点问这个问题，我们想要的则可能是另一种饮料。

2 解码信息
倾听者通过分析语法来识别单词并理解信息的结构。句法分析包括从词序中提取意义。例如，"狗咬人"和"人咬狗"中包含的字是一样的，但是其含义却是不一样的。韦尼克区对理解说话内容至关重要。

字的识别　**语法分析**

1 听语音
说话者的语音通过倾听者脑中的听觉通路被听到。

说话和倾听

在一场对话中，说话者和倾听者多次交换角色，说话者同时还会监测自己的语言输出。尽管这两个角色都涉及多个步骤，但这些步骤均发生得很快。从有想法到说出想法需要0.25秒，而理解语言则需要0.5秒。当演讲者需要时间来"赶上"复杂的语言和说话过程时，就会出现迟疑。

对话的元素

看
倾听者比说话者更关注谈话对象。他们这样做是为了表达兴趣，因为如果倾听者没有兴趣，说话者往往会变得迟疑。相反，说话者只会断断续续地看着倾听者

手势
我们使用多种手势，包括传统的手势（如"竖起大拇指"和用手指）及富有表现力的手势，来强调想要传达的信息

"我正在听"信号
倾听者使用非语言的声音和手势，例如说"嗯"或点头，以表示他们在不说话的情况下参与了对话

轮流说话
一场对话需要说话者和倾听者轮流交换角色，我们从婴儿时期就开始学习这一点。对话的双方很少抢话，虽然角色交换的平均时间间隔仅有十分之几秒

在对话中，人们抢话的时间不超过整场对话的5%

学习阅读和写作

读写能力是大多数人从小就开始学习的东西。随着脑的发育，我们学会了重要的阅读和写作技能。到成年时，我们平均每分钟能读200个字。阅读需要脑和身体的几个区域协同工作。例如，当你阅读时，眼睛需要识别一页纸上的单词，然后脑负责处理这个单词所表示的内容。写作涉及脑的语言区、视觉区和运动区，通过它们做出必要的手的动作。

从出生开始

婴儿模仿成人发出声音

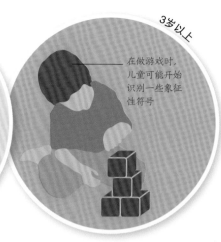

3岁以上

在做游戏时，儿童可能开始识别一些象征性符号

1 发出声音
婴儿模仿成人发出声音，但他们的声音往往不能被识别为文字。这是学习发展语言技能的基础。婴儿利用其视觉皮层和其他区域来观察和处理面部表情。然后他们学会将声音、面部表情与世界上的事物联系起来。

2 识别符号
孩子们开始理解符号在文本中的含义。他们利用其视觉皮层和记忆将看到的符号转换成声音。随着孩子们的成长，他们把这些声音和单词的意思联系起来，也开始把语言和书本文字联系起来。

阅读和写作

语言是脑固有的技能，但是读写能力并非天生的。我们必须在婴儿时期就训练脑来发展这些复杂的技能。

什么原因导致诵读困难？

研究表明，诵读困难的儿童在理解字母所代表的声音方面有困难，但在一些以符号，而不是以声音代表想法的文化中，也发现了诵读困难的病例。

书写困难

书写困难是指不具备清晰写作的能力。书写困难可能是影响精细运动技能的某些脑部疾病，例如帕金森病的症状。这类患者的书写可能摇摆不定、模糊或完全混乱。

tHisIsaS eNT EncEwriT

TtENbY sOMEonEwItHdYsGRapHiA

快速阅读器每分钟能读700字以上

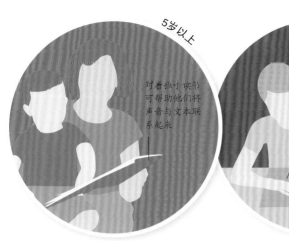

5岁以上

对着孩子读书可帮助他们将声音与文本联系起来

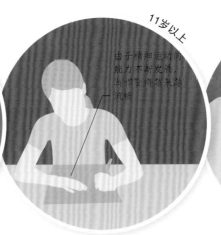

11岁以上

由于精细运动的能力不断发展，写作能力越来越流畅

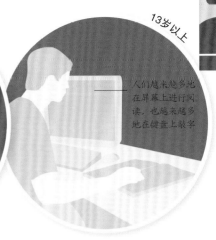

13岁以上

人们越来越多地在屏幕上进行阅读，也越来越多地在键盘上敲字

3 开始阅读

大声朗读可以提高孩子的阅读能力。听故事会激活听觉皮层来听单词，然后由额叶处理这些听到的单词。绘本帮助孩子们练习将单词和图像联系起来，而阅读可帮助他们积累词汇和提高理解能力。

4 词汇量的扩大

随着年龄的增长，我们对周围的世界有了更多的体验，学习和看到了新的事物，词汇量也不断增加。阅读理解需要所有的脑叶和小脑共同协作，才能成功地理解和使用语言。

5 继续学习

作为成人，我们继续学习和训练阅读和写作技能，词汇量不断扩大。学会读和写只是一个开始。语言能力的保持需要整个脑的参与，健全的大脑对阅读和写作至关重要。

读写障碍

有多种读写障碍，出现这种障碍时，人们的读、写能力或读写的能力都受到一定影响。有人认为，多达五分之一的人存在读写障碍。但对于读写障碍的原因，目前还没有一个完整的神经学解释。研究表明，在读写障碍患者脑中的特定区域出现功能异常（见右图）。由于读写障碍的儿童通常阅读能力也不好，因此很难确定究竟是发育中的脑异常导致了读写障碍，还是读写障碍本身对发育中的脑有影响。

图例

- 顶颞区
- 枕颞区
- 额下回（布罗卡区）

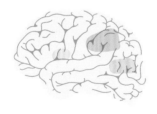

阅读时非读写障碍的脑
布罗卡区有助于形成和表达语言。顶颞叶皮层负责分析和理解生词。枕颞区负责形成单词，帮助理解、拼写和发音。

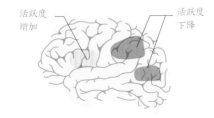

活跃度增加

活跃度下降

阅读时有读写障碍的脑
布罗卡区被激活以形成和表达语言，但顶颞区和枕颞区不太活跃。布罗卡区可能被过度激活，以弥补其他区域刺激的缺乏。

字母原则

字母原则是指当单个字母或字母组被大声说出时，均代表了声音。字母原则有两部分：

理解字母

单词是由字母组成的，大声说出这些字母时，字母代表了发出的声音。

语音记录

了解书面单词中的字母串如何组合成发音，从而学会拼写和读音。

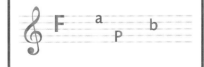

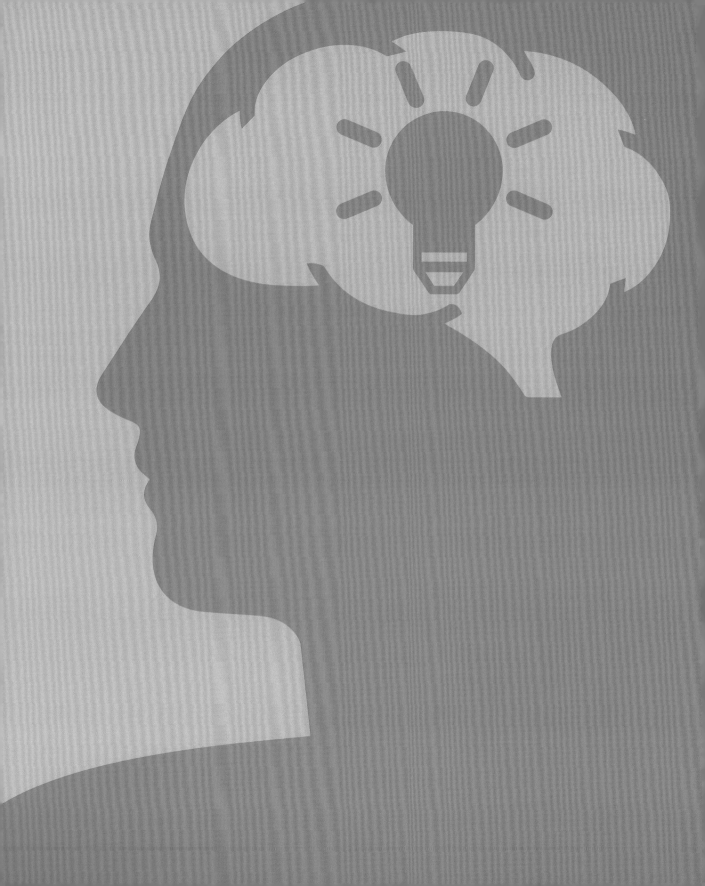

记忆、
学习和
思考

记忆是什么

记忆使得我们从经验中学习，并塑造了我们每一个个体。记忆不是单一、离散的脑功能。记忆有几种类型，涉及不同的脑区域和处理过程。

脑中的记忆

记忆既包括意识不到的本能过程，又包括明显意识到的部分，这些部分让你记住昨天午餐吃了什么或老板叫什么名字。每种类型的记忆都会启用一系列不同的脑区域。科学家们过去认为海马体对所有新记忆的形成至关重要，但现在人们认为这种说法只适用于情节记忆。其他类型的记忆则涉及其他脑区域，而这些区域遍布整个大脑。

记忆的类型

为了更好地理解记忆是如何工作的，科学家们将记忆分为多种类型。其中许多类型分别依赖于大脑内部的不同网络，同时每一类记忆所涉及的脑区域之间也有很多重叠。

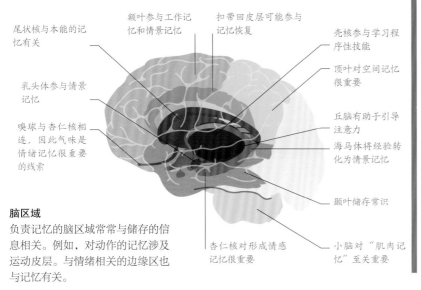

尾状核与本能的记忆有关

额叶参与工作记忆和情景记忆

扣带回皮层可能参与记忆恢复

壳核参与学习程序性技能

乳头体参与情景记忆

顶叶对空间记忆很重要

嗅球与杏仁核相连，因此气味是情绪记忆很重要的线索

丘脑有助于引导注意力

海马体将经验转化为情景记忆

颞叶储存常识

杏仁核对形成情感记忆很重要

小脑对"肌肉记忆"至关重要

脑区域
负责记忆的脑区域常常与储存的信息相关。例如，对动作的记忆涉及运动皮层。与情绪相关的边缘区也与记忆有关。

短期记忆
短期记忆的数量十分有限，仅能存储约5～9个记忆项目，但这个数字因人而异，也因所储存的信息类型而异。为了在短期记忆中记住某个东西，我们常常需要重复念那个东西，但是一旦我们的注意力被扰乱了，则立马就忘了。

非相关性学习
当你被重复地暴露于相同的刺激时，例如一种光线、声音或是感觉，你对之产生的应答会发生改变。比如，当你回到家，闻到了晚饭的味道，但这种味道会逐渐地淡化。这个过程被称作适应，是一种非相关性形式的学习。

简单经典条件记忆
条件记忆因俄罗斯生理学家伊万·巴甫洛夫和他的狗而闻名，在经典条件反射中，一些中性的东西与某种反应联系在一起。例如，当你走进一个电影院的大厅，并开始流口水，是因为你将这种环境与爆米花联系起来了。

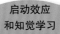

启动效应和知觉学习
在启动效应实验中，在你面前以很快的速度展示一个单词或一张图片，这个速度快到你几乎无法真正"看清"它，但是它仍然可以影响你的行为。例如，当一个人首先看了"狗"这个单词，他（她）随后对于"猫"这个单词的识别速度会快过其对一个完全不相干的单词，例如"水龙头"的识别速度。

记忆系统

记忆可分为两种干要的类型：短期记忆和长期记忆。短期记忆是转瞬即逝的，但一些重要的信息可能转变为长期记忆储存在脑中。长期记忆则可能持续终生，并且可进一步分为几种不同的类型。

工作记忆

要计算50乘以20（诸如此类），你必须对短期记忆中存储的数字进行操作。这将使用一个称为工作记忆的过程。工作记忆能力是幼儿学习成绩的最佳预测因素之一。

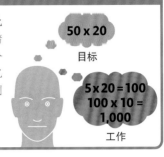

50 x 20
目标

5 x 20 = 100
100 x 10 = 1,000
工作

长期记忆

理论上来说，长期记忆允许我们储存一生中大部分时间里几乎无限的记忆。在脑的外层，也就是大脑皮层的整个范围内，长期记忆作为分散的神经元网络被储存起来。唤醒这些记忆则会使该网络重新"点燃"。

非陈述性记（隐含的）

非陈述性的记忆是无意识的，因此不能通过语言传递给别人。例如，你可以试图向别人解释如何系鞋带或骑自行车，但当他们第一次自己系鞋带或骑自行车时，很可能会失败或摔倒。

陈述性记忆（外显的）

陈述性记忆可以通过语言传递给别人。陈述性记忆是有意识的，有时可以通过重复和努力来习得。但还有一些记忆是在无意识的状态下被储存的。这些记忆包括一些曾在你生命中发生的事件（情节）和事实（语义的）。

程序性记忆

一些技能或能力，例如骑自行车或跳舞，被称为程序性记忆。初次学习时，需要专注和有意识的努力，但随着时间的流逝，它们就会变成一种习惯。程序性记忆常常被称为肌肉记忆，其内容实际上储存于涉及小脑的网络系统中。

情景记忆

当你回想起18岁生日这样一个重大事件或是昨天的早餐这样一个平凡事件时，都属于情景记忆。情景记忆的内容是你所记得的实实在在发生过的事情，而回忆这些事情则好像是在重新经历这些事情。海马体对于储存新的情景记忆至关重要。

语义记忆

语义记忆是事实性的，也就是说，这些内容是你知道的，而不是你记住的。例如，当你回忆法国的首都或是圆周率的前三个数字时，语义记忆依赖脑区域中很大一部分网络，但可能完全不涉及海马体。

记忆是怎么形成的

当脑中的神经元网络被反复激活时，神经元细胞的变化加强了它们之间的联系，使每一个神经元更容易激活下一个神经元。这个过程被称为长时程增强作用。

增强联系

当你反复激活一组神经元，比如通过练习一项技能或复习学过的知识，这些神经元就会发生改变。这就是我们形成长期记忆的过程，这个过程取决于脑细胞中发生的各种机制。第一个（突触前）神经元在信号到达时释放更多的神经递质，而第二个神经元将更多的受体插入细胞膜。这样便加快了突触的传递。比如开车这样的事情，在你刚开始学习的时候看起来很复杂，但当所涉及的神经通路变得更有效时，开车就显得不费吹灰之力了。如果这种成对的激活重复的次数足够多，就会生长出新树突，通过新的突触连接两个神经元，为信息传递提供替代路径，帮助它们更快地传播。

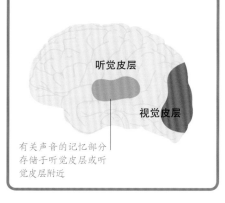

记忆的痕迹

科学家最近已经能够在人脑中精确地找到记忆的痕迹。一般来说，记忆往往储存在脑中与记忆形成方式有关的区域附近。例如，声音的记忆位于语言中枢附近，而你所看到的东西至少部分储存在视觉皮层附近。

听觉皮层

视觉皮层

有关声音的记忆部分存储于听觉皮层或听觉皮层附近

目前已经发现100多种
不同的神经递质

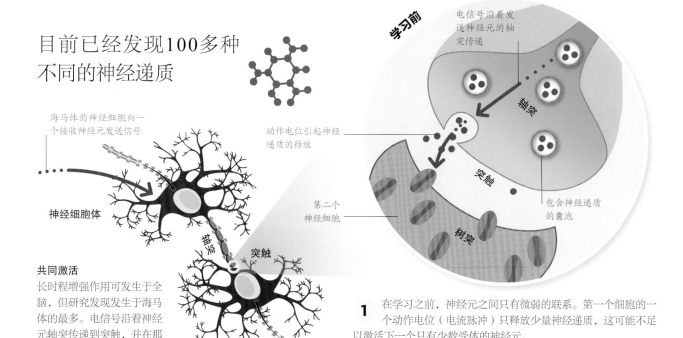

海马体的神经细胞向一个接收神经元发送信号

神经细胞体

轴突

突触

共同激活

长时程增强作用可发生于全脑，但研究发现发生于海马体的最多。电信号沿着神经元轴突传递到突触，并在那里释放化学递质。

电信号沿着发送神经元的轴突传递

学习前

轴突

动作电位引起神经递质的释放

突触

包含神经递质的囊泡

第二个神经细胞

树突

1 在学习之前，神经元之间只有微弱的联系。第一个细胞的一个动作电位（电流脉冲）只释放少量神经递质，这可能不足以激活下一个只有少数受体的神经元。

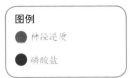

情绪性记忆

当发生强烈的情绪变化时，不管是好还是坏，都会引起肾上腺素和去甲肾上腺素等应激性化学物质的释放。这使得即便重复次数再少，长时程增强作用也很容易发生。这就解释了为什么由情绪激发的记忆在脑中储存得更快，以及为什么它们比非情绪性记忆更容易回忆。

图例
- 神经递质
- 磷酸盐

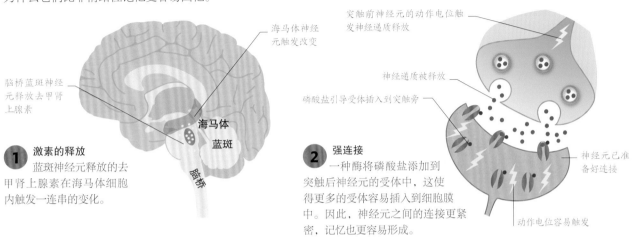

海马体神经元触发改变

突触前神经元的动作电位触发神经递质释放

脑桥蓝斑神经元释放去甲肾上腺素

神经递质被释放

磷酸盐引导受体插入到突触旁

海马体

蓝斑

脑桥

神经元已准备好连接

动作电位容易触发

1 激素的释放
蓝斑神经元释放的去甲肾上腺素在海马体细胞内触发一连串的变化。

2 强连接
一种酶将磷酸盐添加到突触后神经元的受体中，这使得更多的受体容易插入到细胞膜中。因此，神经元之间的连接更紧密，记忆也更容易形成。

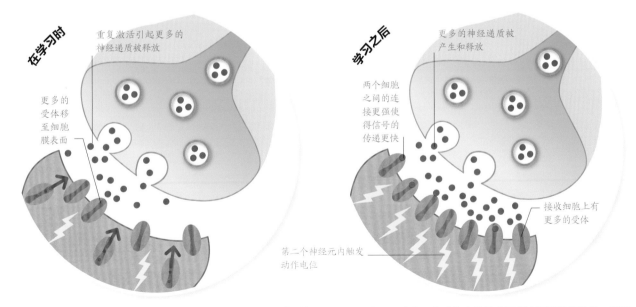

在学习时

重复激活引起更多的神经递质被释放

更多的受体移至细胞膜表面

学习之后

更多的神经递质被产生和释放

两个细胞之间的连接更强使得信号的传递更快

第二个神经元内触发动作电位

接收细胞上有更多的受体

2 两个神经元在同一时间重复放电，在第二个神经细胞内引起化学级联反应，使其对神经递质更敏感，并导致额外的受体迁移到突触边缘。信号传回第一个细胞，"告诉"它产生更多的神经递质。

3 现在，一个单一的动作电位导致更多神经递质的释放，将信息快速有效地传递到突触上，在那里与许多受体相结合。这使得第二个神经元更容易被激活，从而向前发送电信号。

记忆的储存

经过海马体编码后，记忆被巩固并转移到大脑皮层进行长期储存。这些记忆是通过一种称为长时程增强作用的连接形成的。

在皮层中储存

为了将记忆进行长期储存，海马体反复激活皮层的连接网络。每次激活都会加强连接，直到它们足够安全地存储记忆。有人认为记忆首先在海马体形成，随后皮层记忆痕迹形成，但最近在小鼠身上的研究表明，海马体记忆和皮层记忆可能同时形成，尽管皮层记忆最初是不稳定的。网络的反复激活使皮层记忆以某种方式"成熟"，这意味着我们可以使用这些记忆了。

为什么我会忘记把钥匙放哪儿了？

很多时候，我们"忘记"的事情一开始并没有作为记忆被储存在脑中，因为当我们做这些事情的时候，并没有留意它们。

皮层

前额叶皮层

存储体
记忆作为连接网络储存在大脑皮层。大脑皮层的神经元数量非常多，创造了近乎无限的可能组合。因此，理论上来讲，长期记忆实际上是无限的。

记忆巩固

这种被称为记忆巩固的存储过程主要发生在睡觉的时候。在这段时间里，脑不会处理来自外部世界的信息，所以它可以执行这些"内务"。在这个过程中，记忆被分类、排序、提取要点。这些记忆还与已经储存的旧记忆联系在一起，使得在未来检索重要记忆时变得更容易。研究表明，学习新事物后小睡比继续学习要好！

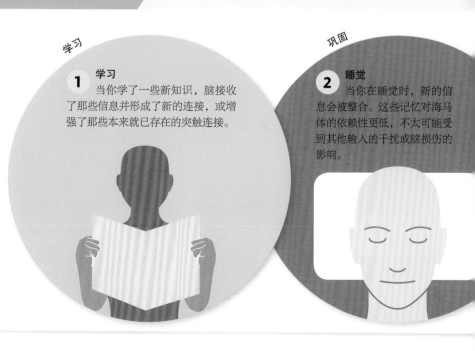

学习

1 学习
当你学了一些新知识，脑接收了那些信息并形成了新的连接，或增强了那些本来就已存在的突触连接。

巩固

2 睡觉
当你在睡觉时，新的信息会被整合。这些记忆对海马体的依赖性更低，不太可能受到其他输入的干扰或脑损伤的影响。

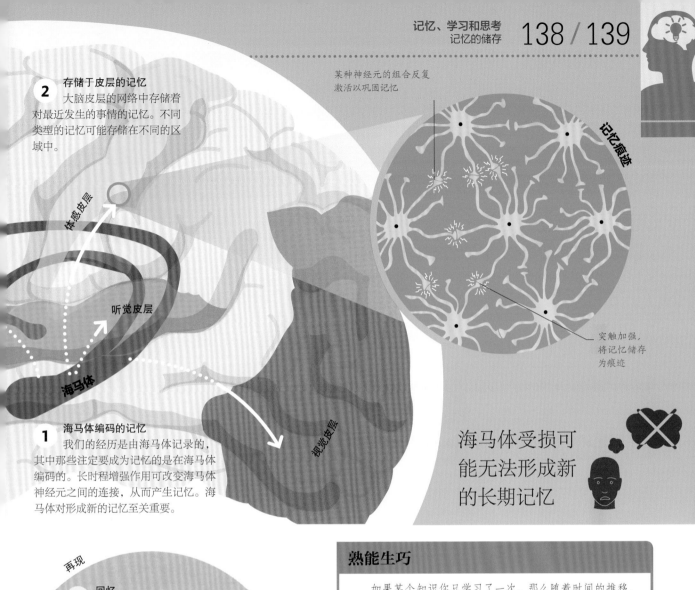

2 **存储于皮层的记忆**
大脑皮层的网络中存储着对最近发生的事情的记忆。不同类型的记忆可能存储在不同的区域中。

某种神经元的组合反复激活以巩固记忆

记忆痕迹

突触加强，将记忆储存为痕迹

体感皮层

听觉皮层

海马体

视觉皮层

1 **海马体编码的记忆**
我们的经历是由海马体记录的，其中那些注定要成为记忆的是在海马体编码的。长时程增强作用可改变海马体神经元之间的连接，从而产生记忆。海马体对形成新的记忆至关重要。

海马体受损可能无法形成新的长期记忆

再现

3 **回忆**
当你睡醒后，前一天所学到知识的记忆已被安全存储。这些记忆也与其他事实建立了连接，使之更容易被唤起。同时，你发现自己对其深层的概念理解得更加清晰。

熟能生巧

如果某个知识你只学习了一次，那么随着时间的推移，它的记忆痕迹会随着连接的减弱而消失。但如果你练习或修改的次数越多，神经元之间的联系就越强，将来你就越有可能记住它。

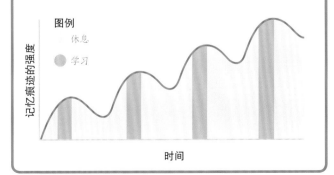

图例
休息
学习

记忆痕迹的强度

时间

记忆的唤起

唤起记忆不是我们认为的就像在手机上回放录音一样的被动过程。相反，我们的大脑从储存的信息中积极重建我们的经验。这就带来了犯错的可能，意味着我们的记忆会随着时间而改变。

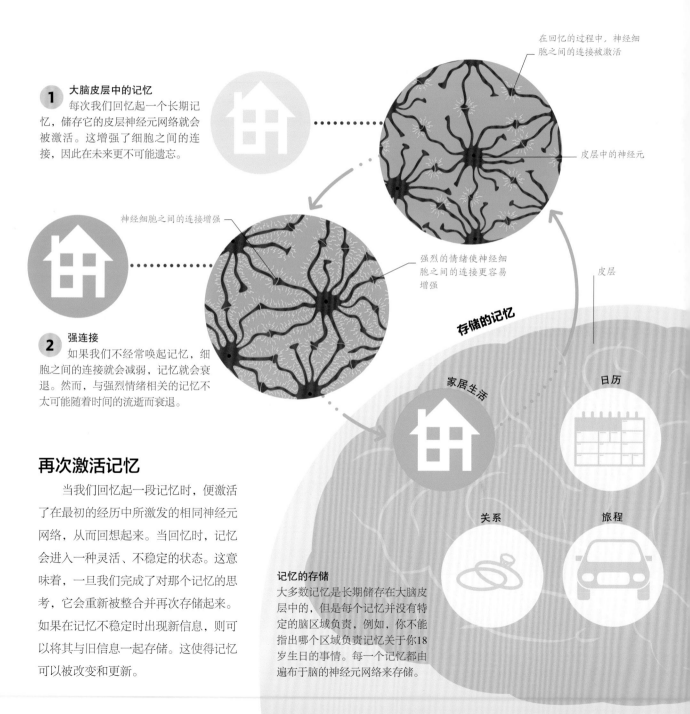

1 **大脑皮层中的记忆**
每次我们回忆起一个长期记忆，储存它的皮层神经元网络就会被激活。这增强了细胞之间的连接，因此在未来更不可能遗忘。

在回忆的过程中，神经细胞之间的连接被激活

皮层中的神经元

神经细胞之间的连接增强

强烈的情绪使神经细胞之间的连接更容易增强

皮层

2 **强连接**
如果我们不经常唤起记忆，细胞之间的连接就会减弱，记忆就会衰退。然而，与强烈情绪相关的记忆不太可能随着时间的流逝而衰退。

存储的记忆

家居生活

日历

关系

旅程

再次激活记忆

当我们回忆起一段记忆时，便激活了在最初的经历中所激发的相同神经元网络，从而回想起来。当回忆时，记忆会进入一种灵活、不稳定的状态。这意味着，一旦我们完成了对那个记忆的思考，它会重新被整合并再次存储起来。如果在记忆不稳定时出现新信息，则可以将其与旧信息一起存储。这使得记忆可以被改变和更新。

记忆的存储
大多数记忆是长期储存在大脑皮层中的，但是每个记忆并没有特定的脑区域负责，例如，你不能指出哪个区域负责记忆关于你18岁生日的事情。每一个记忆都由遍布于脑的神经元网络来存储。

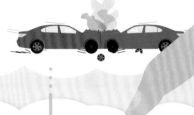

虚假记忆

当一个记忆被重新整合时，新的信息和旧的信息就会一起被存储。但是当我们下一次回忆起该记忆时，就不可能分辨出哪个是新记忆，哪个是旧记忆。这意味着我们最终可能出现错误的记忆。仅仅谈论这个事件本身就可以改变我们对它的记忆，因此，在法律案件中，必须小心地询问证人，以避免干扰他们的记忆。

1 真实的记忆
科学家计受试者观看车祸片段。每次剪辑后，他们都必须描述发生的事情并回答问题。这意味着受试者在回忆和重新激活记忆。

什么是似曾相识?

当我们在一个环境中认识某个东西，但却记不起它是什么的时候，就会出现似曾相识的感觉。这种感觉给人一种模糊的熟悉感。

2 新的信息
一些受试者被问到，当两车"相接触"时的车速，而另一些受试者则被问到当两车"撞碎"时的车速。与第二组受试者相比，在第一组受试者的回答中，车速更低。

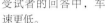

再过一段时间

新的信息与旧的信息一起存储

假日

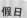

生日

3 唤起错误的记忆
一周后，受试者再次回忆视频，并被问到视频中是否有碎玻璃的存在（答案是没有）。结果发现，"撞碎"组中，更多的受试者"记得"碎玻璃的存在。该研究表明，问卷中选择不同的词汇改变了他们对这件事的记忆。

回忆与识别

当我们看到一个熟悉的东西时，在没有任何信息输入的情况下，识别它比回忆关于它的详细信息要简单得多。例如，我们都知道一个硬币是什么样子的，但你可以通过记忆来画一个吗?

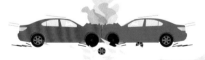

如何改善记忆力

研究表明，当我们理解了学习和记忆，就可以找到方法来加强这些过程，帮助我们改善记忆力。事实上，一些最古老的方法，如记忆宫殿法，恰恰就是最好的方法。

通常，对于我们"忘掉"的事情，我们在最开始的时候并没有妥善地存储它们。为了避免遗忘，我们必须更深入地处理信息，专注于我们正在学习的事物，去思考并且观察它们如何与已经知道的事情联系起来。

一旦将记忆存储起来，就需要通过练习或重复以保证其被存储在相关部位，不会消失。我们越经常地激活连在一起的神经元，它们之间的连接就变得越强，我们未来也更有可能记得它们。此外，重复的时间间隔也是很重要的，例如，每天复习10分钟，连续复习6天，比在一天内复习1个小时的效果更好。

线索和休息的力量

我们可以使用一些方法来帮助回忆信息，这些方法多数依赖线索。线索可以是内在的，比如提供一个项目清单的第一个字母，以提醒我们对这些项目本身的记忆。也有一些线索是外在的，比如小苍兰的香味可将我们的记忆带回到婚礼那天。记忆宫殿法则采用关联和刺激，帮助我们有序地记起一长串信息。

而改善记忆最重要的事可能就是保证充足的睡眠了。如果我们比较疲倦，那么专注力和注意力就会受到影响，学习的时候，大脑也不在状态。同时，在学习后，睡眠对于记忆的巩固、分类和存储也是至关重要的。

以下是对增强记忆力的方法的快速小结：

❭ 深入地处理信息。
❭ 有规律地重复它。
❭ 使用一些线索和关联。
❭ 保持充足的睡眠。

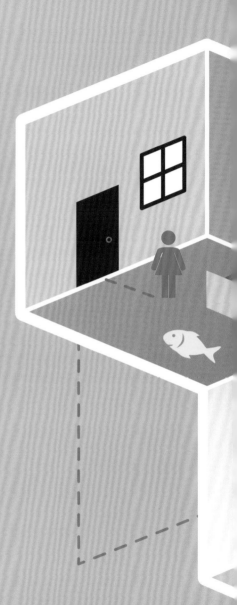

使用记忆宫殿法
想象你正走过一个熟悉的地方，比如你的房子。在"战略要点"，将你希望记住的单词有关的对象视觉化，例如在购物清单上的物品。为了记住这个清单，仅需要再简单地"走"一遍这条路，而这个物品就充当了记忆的线索。

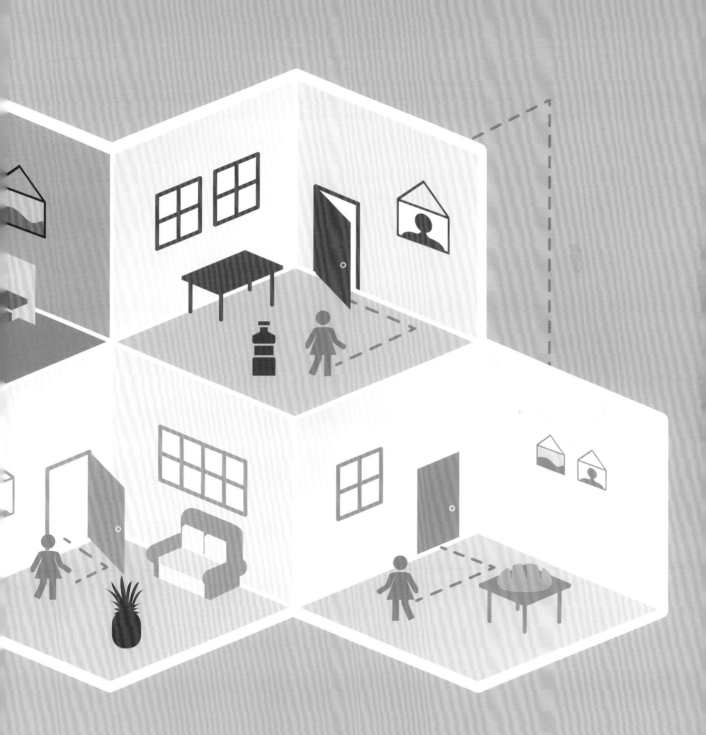

我们为什么会遗忘

有很多理论可以解释我们为什么会忘记事情。一些科学家认为，所有的记忆都留在脑中，但有时我们失去了获取它们的能力。此外，我们的记忆也可能相互干扰。

脑中的遗忘

有很多情况会导致遗忘。一般来说，当出现遗忘的时候，脑中可能有两种情况发生。最简单的说法是，随着时间的推移，记忆逐渐消失：当最初形成的痕迹不复存在时，信息就消失了。但这方面的证据很难找到，因为也可能涉及其他因素。我们中的大多数人都经历过这样一种情况，那就是一些曾经怎么也想不起来的信息，后来却毫无理由地突然出现在自己的脑海中。这意味着记忆仍然存在，但当时却无法获取。这可能是因为其他类似的记忆正在干扰它们，或者是环境中没有提示这种回忆的线索。但究竟是记忆中的神经细胞连接消失，还是它们仍然存在只是我们无法访问，还尚无定论。

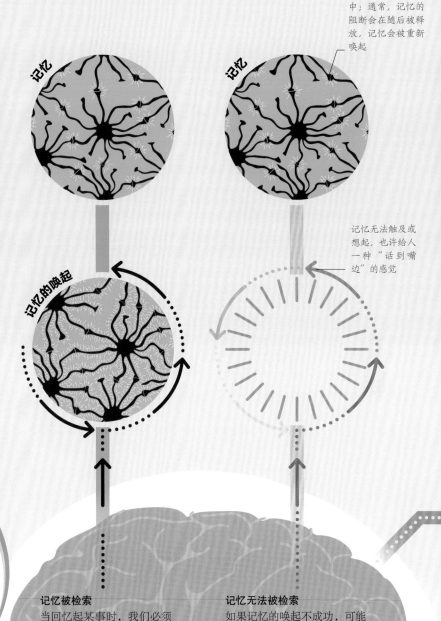

记忆痕迹存在于脑中；通常，记忆的阻断会在随后被释放，记忆会被重新唤起

记忆

记忆

记忆的唤起

记忆无法触及或想起，也许给人一种"话到嘴边"的感觉

为什么会忘记上楼来是要干什么的？

离开房间会改变记忆中的环境线索。当回到原来的地方时，记忆常常重新被激活。

记忆被检索
当回忆起某事时，我们必须重新激活储存它的神经元网络。如果成功了，我们则能记起某些事实或事件。

记忆无法被检索
如果记忆的唤起不成功，可能是由于记忆仍在大脑皮层，只是我们无法访问它（上图）。或者是神经元之间的连接可能已经丢失（见右图）。

记忆的干扰

我们的脑会受到干扰，特别是在信息相似的情况下。学习新的信息会阻碍对旧信息的回忆，而旧的信息也会影响新信息。当唤起信息时，如果错误的记忆痕迹被激活，而正确记忆痕迹的激活被阻断，就出现了记忆的干扰。或者，旧的信息可能破坏新信息的巩固；如果成功的话，新的记忆实际上可能取代旧的记忆。

主动遗忘

遗忘似乎是被动的，但你可以选择遗忘。在一项研究中，当受试者被要求忘记某个特定的单词时，他们的前额叶皮层（参与抑制）被激活。

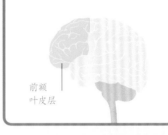

前额
叶皮层

主动干扰

旧的记忆可能会干扰新的记忆。例如，当你开始学习西班牙语时，你在孩童时期学会的法语单词可能对你造成干扰。

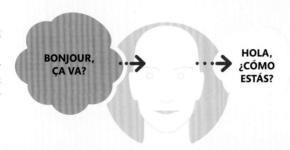

反向干扰

如果你后来说法语，而不是西班牙语，那新的记忆有可能会干扰旧记忆的唤起。

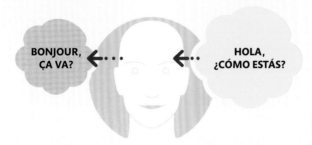

我们不太能回忆起在网上很容易找到的信息。这就是谷歌效应

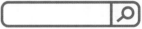

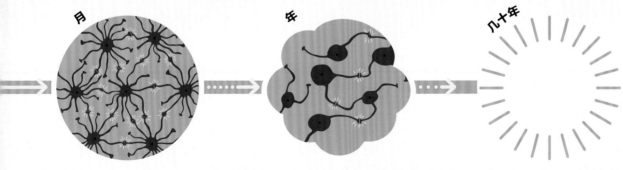

1 存储
长期记忆作为连接网络储存在大脑皮层。这些连接网络在几个星期或几个月内形成并加强。回忆一段记忆会激活这些连接网络，并加强突触连接，使记忆更容易在以后被唤起。

2 记忆逐渐消失
如果数月或数年之后才去唤起一段记忆，它可能已开始消失。如果不重新激活，神经细胞之间的连接就不会加强。而关于具体事件的某些具体细节，比如你在婚礼上吃了什么食物，可能会被遗忘。

3 记忆丢失
有关遗忘的一个理论是，没有使用的突触会变弱，最终会消失，随之记忆也消失了。记忆处于非活动状态的时间越长，丢失的可能性就越大。

记忆问题

记忆问题会随着年龄的增长而增多。80岁以上的人中有六分之一会患痴呆症。有时脑损伤、压力或其他因素也会导致我们失忆。

失忆症

如果有人遭受脑损伤，以致海马体及其周围区域受损，就会导致失忆症。失忆症共有两种类型，取决于患者是忘记了他们在事件发生前储存的记忆（逆行性失忆）还是无法形成新的记忆（顺行性失忆）。也有一些失忆症没有任何明显的脑损伤迹象，例如，在经历心理创伤后。药物和酒精会导致暂时性失忆，但如果长期大量使用这些物质，失忆就会变成永久性的。此外，也有可能同时出现顺行性失忆和逆行性失忆，尤其是当海马体有明显损伤时。这种情况被称为完全性失忆。

衰老与记忆

随着年龄的增长，记忆衰退和学习新事物更加困难是很常见的。你会更难以集中注意力和忽略干扰，也会更经常地忘记一些日常的事情，比如你为什么又上楼了。这些不同于痴呆症，痴呆症包括在自己家里迷路或忘记伴侣的名字。

逆行性失忆
人们常常忘记事故发生前的瞬间，也可能会丢失几周，甚至几年的记忆。有些记忆，特别是很早以前的记忆，会慢慢恢复。

顺行性失忆
顺行性失忆症患者无法形成新的记忆。他们记得他们是谁，并保留了伤害发生前的记忆。

短暂性完全性失忆
这是一次突然的失忆，通常只持续几个小时。患者没有其他症状或明显原因。

幼年经验失忆症
幼年经验失忆症是指人们通常无法唤起对2～4岁发生的情况或事件的记忆。

分离性失忆症
分离性失忆症可能是由压力或心理创伤引起的。患者忘记了创伤前后几天或几周的事情。或者，在罕见的"神游状态"中，忘记了自己是谁。

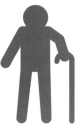
当人们到了80多岁时，可能已经失去了多达20%的海马体神经连接

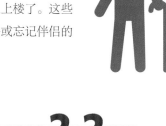

1 失去对记忆的信任
老年人常常开始怀疑自己的记忆，把正常的记忆减退视为能力衰退的标志。这会使他们减少对记忆的依赖。

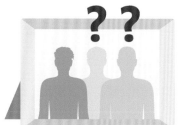

2 更少地使用记忆
脑的能力就像肌肉，随着使用而增强。把事情写下来或依靠查阅，而不去锻炼你的记忆力，往往会使情况变得更糟。

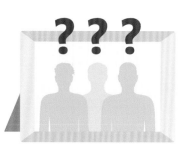

3 记忆力越来越差
不锻炼记忆力会导致认知能力下降，形成恶性循环。鼓励老年人使用他们的记忆力，并提供显示其记忆仍然运作良好的反馈，可能会有帮助。

一个奇案

亨利·莫莱森（1926—2008）是一名患有严重癫痫发作的美国流水线工人。1953年，他接受内侧颞叶切除手术，同时切除了两侧海马体，以治疗严重的癫痫。手术控制了癫痫发作，但导致他失去了对于手术前几年的记忆，这种失忆随后发展成顺行性失忆症。他只能保留几秒钟新的陈述性记忆，但却具备学习新技能的能力。

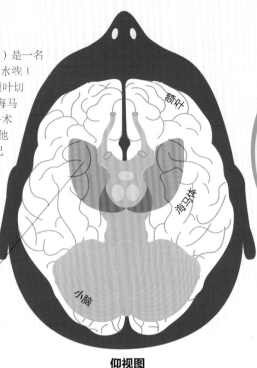

双侧脑半球内侧颞叶的大部分区域均被切除

额叶

海马体

小脑

仰视图

什么是弹震症？

这个词是在第一次世界大战期间出现的，用来描述一种被认为是由炮弹爆炸的声音引起的后果。事实上，士兵们当时正遭受着战争创伤带来的创伤后应激障碍。

其他记忆问题

很多事情都会影响记忆，从短期压力到生活事件，比如生孩子。记忆的改变可能与神经化学的改变有关。例如，当我们感到担心的时候，就会释放出皮质醇，而孕妇在怀孕的时候激素也会激增。睡眠剥夺等生活方式的改变也起到了一定的作用。

原因	解释
压力	适度的短期压力可以让你更容易形成记忆，但要回忆已经学过的知识却变得更加困难。这或许可以解释为什么考试中"大脑一片空白"的感觉如此普遍
焦虑	长期或慢性压力，如焦虑症患者所经历的压力，会损害脑的海马体和其他记忆结构，导致记忆问题
抑郁	抑郁会影响短期记忆，使人们难以回忆所经历事件的细节。健康的人倾向于记住积极的一面而不是消极的一面。而抑郁症患者，则正好相反
"孕傻"	怀孕的妇女可能会经历一系列认知能力的轻度下降，尽管这些能力下降可能只有该妇女自己能注意到。婴儿出生后，睡眠不足会加重（新手母亲的）记忆问题

创伤后应激障碍

通常，当储存记忆的时候，情绪会随着时间的推移而消失，所以我们在回忆往事时不会再去"重新亲身体验"当时的情景。但在创伤后应激障碍（PTSD）中，患者无法将记忆与情绪分离，而侵入性记忆又使得恐惧再次泛滥。这些记忆可以被视觉或声音激活，且患者通常不知道它们的触发因素。

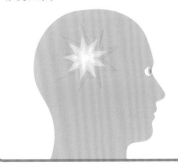

记忆的特殊类型

尽管有少数孩子表现出非凡的能力，但大多数记忆力出众的人并非天生如此。相反，他们使用特殊的技巧和大量的练习，有时会导致脑发生器质性变化。

培养非凡的记忆

科学家们研究了伦敦出租车司机在学习"知识"（一个由道路和地标组成的庞大网络）时的见习情况，发现受试者的后海马体的体积随着他们导航能力的提高而增大。这可能是由于新神经元的产生或现有树突的生长。然而，在不涉及伦敦地标的记忆测试中，出租车司机的表现比对照组差。这表明记忆是有限的，改善其中一个方面可能会以牺牲其他方面为代价。

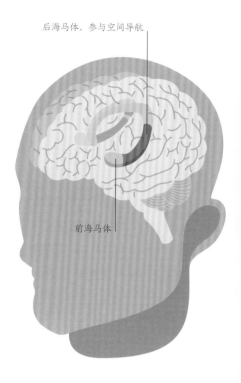

后海马体，参与空间导航

前海马体

海马体的结构
我们的两个海马体（脑的两个半球各一个）对学习和记忆至关重要。海马体可以分为后海马体和前海马体，后海马体对于空间导航尤为重要。

学者综合征

智障者有时在某一特定领域（通常与记忆有关）表现出不可思议的能力。这叫作学者综合征。许多学者综合征患者是孤独症患者，但这种综合征也可能由严重的头部创伤引起。一些学者综合征患者可以计算出任一给定日期是星期几。另一些则可以记住他们读过的所有东西，或者可以画出他们只看过一次的场景的详细图片。科学家认为这些天赋的发展可能是由于"学者们"对某一领域的极度关注和兴趣。也有证据表明，通过获取我们大多数人没有意识到的感知信息，"学者们"将世界视为积木，而不是整个画面。

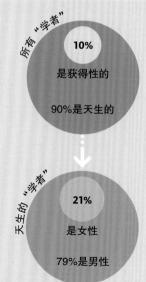

所有"学者"

10%
是获得性的

90%是天生的

天生的"学者"

21%
是女性

79%是男性

遗传学和性别
根据其父母或养育者报告的一个学者综合征数据库发现，绝大多数（90%）患者出生时就患有这种疾病，其中大多数是男性。

闪光灯记忆

人们在接收情绪化的消息时，往往会记得自己在哪里，这种记忆似乎非常生动和详细。这些记忆被称为闪光灯记忆。然而，研究表明，这些"快照"记忆的错误率与其他记忆的错误率一样高。

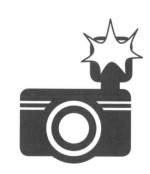

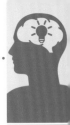

图例
- 出租车司机的海马体
- 出租车司机的后海马体

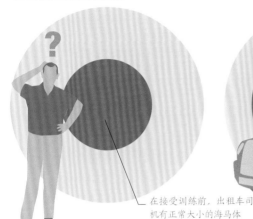

在接受训练前，出租车司机有正常大小的海马体

1 大小相同
在研究开始时，科学家扫描了参与者的大脑，以测量他们海马体的大小。接受训练的出租车司机与对照组司机并无差异。

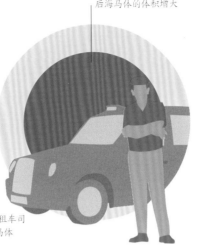

后海马体的体积增大

2 解剖学的改变
通过"知识"培训的出租车司机比对照组或未通过培训的出租车司机有更大的后海马体。但一些研究发现他们的前海马体更小。

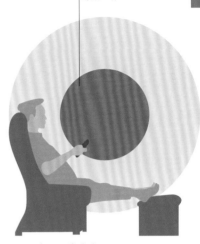

后海马体的大小变得与原来一样

3 变回正常大小
退休出租车司机的脑看起来更像是对照组司机的脑。这表明，一旦出租车司机停止每天使用这些知识，其后海马体就会变回原来的大小。

"照相"记忆

照相记忆是不存在的，无人可以在看了一页页文字或图像后，再次回忆起来时，就像那些文字或图像真实地展现在自己眼前一样。但与照相记忆最接近的是遗觉记忆，可在2%～10%的儿童身上出现。在这种情况下，遗觉记忆者在看了一个图像之后，可继续在视野中"看到"它，直到眨眼而逐渐褪色或消失。

不完美的画
研究表明，遗觉图像并不精确。孩子们可能会编造一些细节，例如"回忆"起一张图片中原本并不存在的东西。

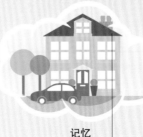

记忆
有时，具有遗觉记忆的人会生动地回忆起原来场景中没有的细节，比如屋顶的颜色

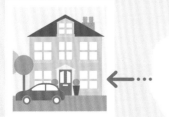

照片　　　　　　孩子

人们能记住一切吗?

完美的记忆是不存在的，但有少数人拥有卓越的自传体记忆，从而对生活中的经历有特别的回忆。

对面孔有惊人记忆力的人被称为超级识别者

智力

关于智力是如何进化的、智力实际上包括什么，以及高智商的关键因素有哪些，有很多理论。

涉及假设检验的网络是智力的一个组成部分

智力是什么？

智力是我们从周围环境中获取信息，将信息整合到知识库中，然后将其应用于新的环境和情境中的能力。虽然人类智力有许多进化模式，但语言和社会生活无疑发挥了重要作用，因为这使得知识能够代代相传。人类智力的进化造就了我们作为一个物种的成功，使我们能够居住在地球上并能适应几乎所有的环境。

1 获得
人们通过各种经历收集、理解并保留信息，以进行处理。

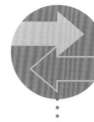

2 处理
对新信息进行批判性分析，与现有知识进行比较，并将其置于情境中。

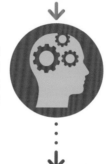

额叶包含与智力相关的大规模网络

有超过1000个人类基因与智力有关

3 应用
人们将现有的知识应用于新的情况或解决新的问题，而不是在记忆中重复。

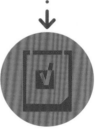

智力理论
一些研究表明，前额叶、顶叶皮层与小面积神经元（网络）之间的连接是高智力的关键（上图）。此外，还有一些别的解释（右图），这些理论认为智力与整个脑的连通性有关。

智力的类型

人们经常从广义上谈论智力，但有一种理论认为，存在多种智力。智力使人们具有获取和应用特定领域知识的能力。例如，有人可能在解决数学问题上很费劲，但却能弹奏一段只听过一次的音乐。有人认为这一理论支持对智力进行更现实的定义，而批评者则认为这些"智力"仅仅是天赋。

自然学家
认识植物和动物的特征，并根据对自然世界的了解做出推断。

存在主义智慧
利用观察、洞察力和知识来解释外部世界和人类在其中的角色。

音乐能力
对节奏、音高、音调、旋律和音色敏感，并将其应用于演奏和作曲。

人际关系的能力
对人们的情绪、感觉和动机敏感。可将此应用于人际关系，帮助团队发挥作用。

逻辑-数学能力
对数字很敏感，可轻松对事物进行量化。这类人会系统地解决问题和批判性地思考问题。

身体-动觉能力
利用更强的身体意识、协调性和节奏感来掌握体育运动等身体活动。

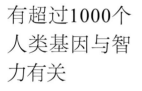

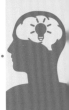

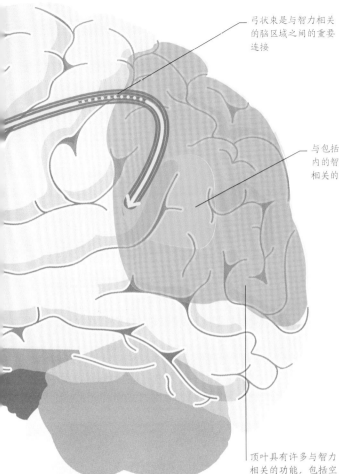

弓状束是与智力相关的脑区域之间的重要连接

与包括抽象在内的智力元素相关的网络

顶叶具有许多与智力相关的功能，包括空间意识

伽马波和 β 波是神经振荡

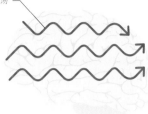

脑电波
当伽马波和 β 波同时出现时，神经通信是有效的，不容易分心。

整个脑都与智力有关

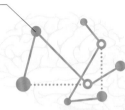

网络神经科学理论
智力不只涉及特定的区域，还取决于整个脑是如何交流的。

可塑性是脑重组的能力

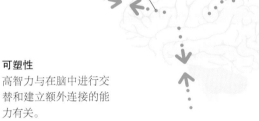

可塑性
高智力与在脑中进行交替和建立额外连接的能力有关。

语言能力
擅长言辞，并利用对词汇的理解来构思故事、传达复杂的概念和学习语言。

内省能力
对自我有深刻的理解，可以用来预测自己对新情况的反应和情绪。

视觉-空间能力
能够很轻松地判断距离，识别细节，并通过三维可视化世界来解决空间问题。

智力的遗传

　　身体特征不是唯一可遗传的特征。事实上，智力被认为是人类最可遗传的特征之一。据估计，成人智力差异的50%～85%可以用遗传学来解释。

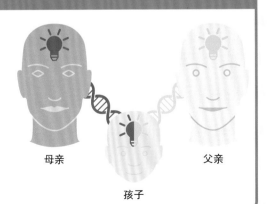

母亲　　孩子　　父亲

智力测量

智力测量已经使用了一个多世纪，但关于其测量方法和结果如何使用目前仍然存在激烈的争论。

正态分布

当将智商测试的分数绘制在频率图上时，结果是一个钟形曲线或正态分布，其中大多数人的分数对称地聚集在平均值附近。每100个人中，有68个人的智商得分为85～115。在该范围的上下两端，频率迅速下降。

一个人的智商分数根据所使用的测试方法的不同，可以相差20分或更多

☑

智商分数是标准化的，所以曲线总是以100分为中心

一个人的智商会保持不变吗？

一个孩子的智商分数可能会有很大的不同。在较短的时间内，分数可能会有显著的变化。但成年后，智商得分则趋于稳定。

智商（IQ）

智商是一项标准化测试的总分，该测试对智力的各个方面，包括分析思维和空间识别等进行测量。目前有十几种不同的智商测试，这些分数被用来对学生和招募军人等进行分层。尽管智商测试在统计学上是可靠的，但有人认为，智商测试会受到文化的干扰。

根据2002年美国法院的裁决，智商低于70的囚犯不能被判死刑

频率

0.1%	2.1%	13.6%	34.1%	34.1%
55	70	85	100	115

分类

极低	远低于平均水平	低于平均水平	平均水平	高于平均水平

IQ

智商的替代物

　　智商不是衡量智力的唯一标准。除智商外，还有几种可供选择的测试，其中很多是基于视觉的，其核心是图片、错觉或模式序列。心理测量是招聘工作中经常使用的一种方法，用来评估一个人的能力。例如，在选择护理人员时会评估其同理心。智商测试得分高的人在其他测试中也可能得分高。这可能表明（他的）整体认知能力很高。整体认知能力有时被称为一般智力因素（g）。

一般智力
一般智力因素可提示某人在几个特定的智力领域都有出色的表现。

机械的

语言的

一般智力（g）

空间的

数字的

门萨组织的成员智商约为132分
或以上

13.6%　　　　　**2.1%**　　　　**0.1%**

130　　　　　**145**

远高于平均水平　　　　极高

智商的记录

　　常有人声称自己智商异常高（200分以上），但很少得到证实。美国人玛丽莲·沃斯·萨凡特在1986—1989年的吉尼斯世界纪录中保持了最高智商纪录（228分），但之后吉尼斯认为该测试不够可靠而取消了这一类别。也有人试图测量那些无法再接受测试的人的智商。例如，据估计，爱因斯坦的智商超过160。

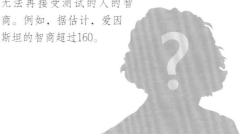

人类的智商在上升吗？

　　有证据表明，人类的智商普遍在提高。当智商测试每10～20年修订一次时，那些习惯接受标准化新测试的受试者也会被要求参加之前的旧测试，而他们在旧测试中的分数总是更高。换言之，如果今天的美国成年人接受20世纪20年代的智商测试，绝大多数人的智商都会在极高水平，即130分以上。来自世界各地的证据均支持这一点，但在发展中国家智商的增长速度最快。最近的证据表明，这种被称为弗林效应的增长已经趋于平稳。

弗林效应
在美国，自20世纪中叶以来，人们的智商分数平均每10年提高3分。

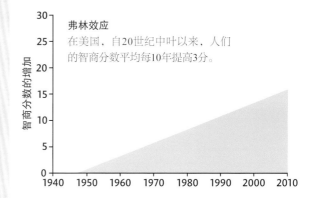

创造力

我们每个人的脑中都会时不时地闪现创造性的火花，但其中一些人是否比另一些人更有创造力则取决于我们脑中三个网络之间的联系和协调性。

创造力的科学

创造力，也就是我们提出新的有用想法的能力，与三个不同的脑网络有关：默认模式网络、显著性网络和中央执行网络。虽然这些网络是相互连接的，但它们通常不会同时处于活动状态。然而，对被要求执行特定任务的人进行的功能磁共振成像研究表明，能够在适当时刻在这些网络之间快速切换的人对任务更有具创造性的反应。事实上，这种创造性与这三个脑网络之间的关联性是如此之强，以至于可以根据这些网络之间的联系强度来预测一个人的创造力。

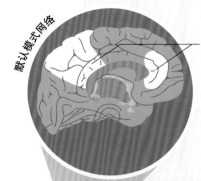

默认模式网络

当大脑在走神时，这个网络就会激活

1 白日梦

当思维漫游时，默认模式网络处于活动状态。这个网络包括与自我反省、思考他人、思考过去或未来有关的脑区域——所有我们在做白日梦时思考的事情。

日本发明家山崎舜平（SHUNPEI YAMAZAKI）曾报告称拥有5255项专利

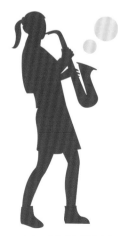

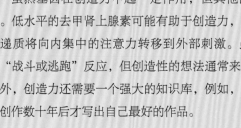

具有创造力的脑

虽然基因在创造力中起一定作用，但其他因素也很重要。低水平的去甲肾上腺素可能有助于创造力，因为这种神经递质将向内集中的注意力转移到外部刺激。虽然这有助于"战斗或逃跑"反应，但创造性的想法通常来源于内部。此外，创造力还需要一个强大的知识库，例如，作曲家往往在创作数十年后才写出自己最好的作品。

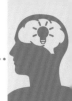

显著性网络

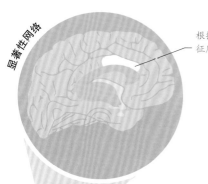

根据收到的信息征用其他网络

中央执行网络

为保持对特定任务的注意力而被激活的区域

2 开关

显著性网络检测来自感官的信息，以确定中央执行网络是否应该参与。例如，当你在做白日梦时听到你的名字，显著性网络就会触发一个开关。

3 聚焦

中央执行网络让意识脑区开始思考并保持对任务的专注。研究表明，在任务完成后的几秒钟内默认模式网络重新接通。

演奏爵士乐时的脑

在一项研究中，爵士音乐家被要求一边弹奏钢琴，一边用功能磁共振成像仪对他们的脑活动做记录。从演奏记忆中的音乐改为演奏即兴爵士乐时，他们的脑活动均被记录下来。结果表明，在即兴演奏中，负责评估自身行为和参与行为抑制的脑区域活跃度较低。

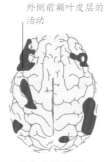

外侧前额叶皮层的活动

记忆中的音乐

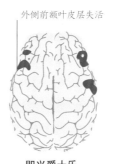

外侧前额叶皮层失活

即兴爵士乐

当我们不专注于某项任务时，为什么思想总是在游移？

当脑不处在任务导向模式时，特别擅长重新配置和连接信息。

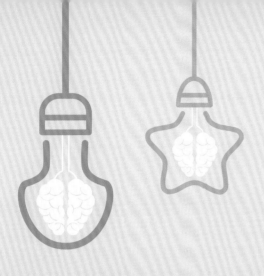

如何提升创造力

就像运动可以锻炼肌肉和改善心血管的健康一样，也有一些活动可以通过让脑的各个区域以新的方式协同工作来提升人的创造力。

要提升创造力，首先必须消除障碍。压力、时间紧迫感、缺乏睡眠或锻炼是众所周知的创造力杀手。人们在休息、快乐的时候往往是有创造力的，在这些时候，他们可以让自己的思想自由地"游荡"。许多人声称他们最好的想法是在早晨洗澡或步行上班时想出来的。当大脑不处于以任务为导向的状态，而是在休息状态下，思想似乎可以更自由地流动。

培养新的联系

日常作息有助于调节日常生活，同时也加强了现有的神经通路。一些有利于提升创造力的活动可产生新的神经连接。例如，学习演奏乐器可以建立和加强不同脑区域之间的连接。

简单地改变生活方式也能培养创造力，你可以尝试选择一条更有趣的工作路线、一种平时不穿的服装颜色，或者一种新的烹饪方法。尽可能多地和志同道合、富有创造力的人在一起。无论在画廊还是花园小屋，新的信息都会激发新的想法。

有时，无法解决的问题可促进新的思维方式形成。例如，你能想到一个回形针能做多少事情吗？如果你被一个问题困住了，就要和它保持一定的心理距离。可以想象一下来自另一个国家、时期或年龄段的人会如何处理这个问题。

允许自己与周围事务切断联系。如果你在排队等候中，不要埋头于手机查看电子邮件或社交媒体。相反，尝试走走神，让思维漫游。

下一次当你想不出好主意时，试试下面的方法：

> 保证足够的休息，学会减压和锻炼身体。

> 学习新技能。花时间和其他有创造力的人在一起。

> 跳出框框思考。想出解决老问题的新方法。

> 关掉数码设备，让大脑休息一段时间。

信仰

大脑可以提取复杂的信息，进行不易言说的观察，并对其进行评估和分类，由此形成了指导我们生活的建议，不管（这些建议）是对是错。

信仰是如何形成的？

信仰是从所听、所看和所经历的，从我们与他人和环境的互动中发展而来的。它与情绪交织在一起，这就是为什么当信仰受到挑战时，往往会引起情绪反应。无论是否有充足的证据，信仰都被我们视为真理。然后，信仰变成了一个过滤器，不支持信仰的信息被拒绝，这可能会限制我们对世界的看法。信仰并不是一成不变的，每个人都有选择和改变信仰的能力。

知识
知识会影响和挑战信仰。

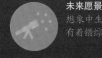
未来愿景
想象中生活的样子与信仰有着错综复杂的联系。

信仰的不同方面
我们从生活的许多方面来处理信息，形成信仰。同样，信仰也影响着我们处理这些信息的方式。

事件
积极和消极的事件都会影响人们对世界的看法。

环境
所生活的环境、生活方式和抚养人都是信仰形成的基础。

过去的结果
过去的成功和失败塑造了对于事物可能性的信仰。

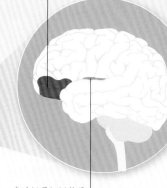

人在相信某事或某人时，腹内侧前额叶皮层被激活

岛叶记录怀疑信号

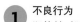

① 不良行为
即使针对随机现象，人类的大脑也能发现规律。例如，在人类了解闪电是什么之前，他们就开始寻找闪电的模式；世界上许多文化都认为闪电与某些不良行为相关。

② 大脑的区域
人脑中涉及情绪的区域对建立信仰十分重要。对信仰的生化基础的研究是一个活跃的研究领域，因为包括安慰剂效应等证据表明，信仰会触发体内的生化反应。

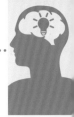

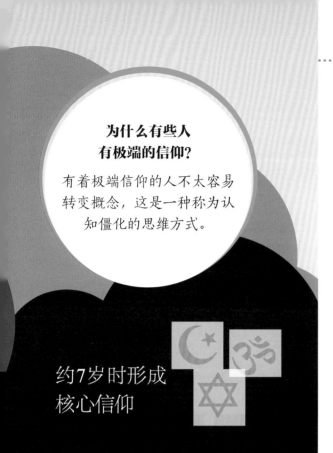

**为什么有些人
有极端的信仰?**

有着极端信仰的人不太容易
转变概念,这是一种称为认
知僵化的思维方式。

约7岁时形成
核心信仰

信仰的层次

最深层的信仰,也就是核心信仰,是指导我们行动
(过程)的原则。而行动决定了结果。当我们希望在生
活中做出改变时,经常关注结果,因为这些是短期内最
容易改变的。然而,为了促进持久的改变,我们需要改
变习惯,为此,我们可能需要检查自己的核心信仰。

核心信仰
核心信仰与如何看待自己和周围的世界紧密相
关,因此是最牢固,最不易撼动的。

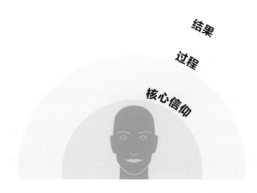

结果

过程

核心信仰

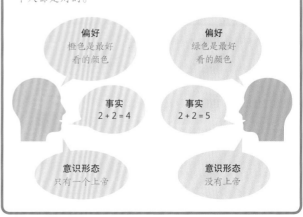

推理信仰

信仰有三种类型:事实信仰、偏好信仰和意识形态
信仰。如果两个人辩论事实信仰,那么只有一个人是对
的;而在辩论偏好信仰时,两个人都是对的。意识形态
信仰从事实信仰和偏好信仰中汲取相应的要素。学龄前
儿童即可以区分这些信仰,并认识到在某些情况下,两
个人都是对的。

偏好
橙色是最好
看的颜色

偏好
绿色是最好
看的颜色

事实
2 + 2 = 4

事实
2 + 2 = 5

意识形态
只有一个上帝

意识形态
没有上帝

3 **超自然解释**
除了发现模式,人脑更倾向于目的性
而不是随机性。因此,认为闪电是上帝故
意用来惩罚不良行为的想法比认为它是一
个随机的自然事件更令人满意。

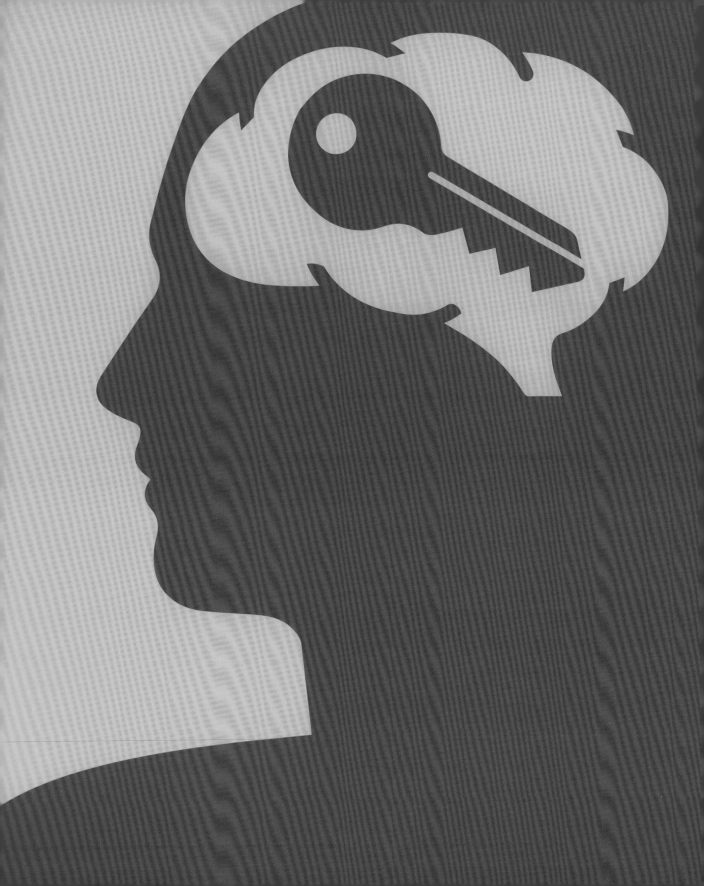

意识与
自我

什么是意识

意识是我们对外部刺激（如周围的环境）和内部事件（如我们的思想和感觉）的认识。我们可以识别产生意识的脑活动，但这种现象是如何从身体器官产生的仍然是一个谜。

意识的定位

思想、感觉和想法都是脑的活动，都是以神经系统为基础的产物。然而，目前还不清楚是神经活动本身产生了意识（思想），还是它仅仅与意识有关。这是两种意识理论的根本区别。第一种是一元论，把思想等同于脑；而第二种是二元论，认为思想与脑和身体是分离的。

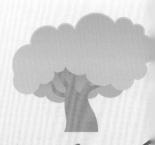

一元论
依据一元论，我们的每一个思想、感觉和想法都是脑受到刺激后被激活的产物。在这种情况下，脑活动本身就是我们对物体有意识的认知。换句话说，脑就是思想，思想就是脑。

光线

一元论

二元论

思维在哪里？
当我们看到一个物体时，它是大脑感知到光刺激的结果。然而，大脑中的这种活动是否直接导致意识，或者这种活动是否与外部思维有关，仍存在争议。

虚拟现实

虚拟现实和增强现实不再只是科幻小说中的情节。现在人们用计算机来模拟外部刺激，如视觉或声音，为脑提供另一种现实。

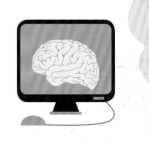

脑干死亡

在世界某些地区（如英国），法律上对死亡的定义是脑干死亡。脑干的不可逆损伤使它无法调节生命所必需的自动功能。虽然这些功能可在医疗设备的帮助下继续，但患者永远无法恢复意识。

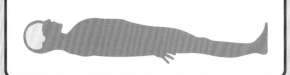

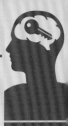

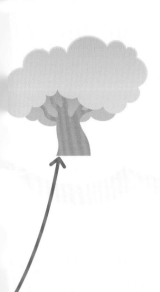

二元论

二元论认为，思想（非物质的）存在于脑（物质的）之外，但二者是相互作用的。由外部刺激产生的脑活动与有意识的感知有关，但思想本身是独立的。

人工智能有意识吗？

一些科学家相信人工智能可以被编程为有独立意识的；另一些科学家则认为意识不是机器可以学习的东西。

意识的要求

意识的神经基础仍然是一个正在研究的领域，其目的是识别脑中产生有意识体验所必需的结构和过程。有人认为，意识的过程发生于单个神经元的水平上，而不是单个分子或原子的水平。意识的产生很可能必须存在下面四个因素。

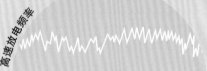

高速放电频率

β脑电波

当神经元以相当高的频率放电时，就会出现正常的意识状态。β波发生在神经元高速放电的时候，提示大脑处于警觉性、逻辑性和分析性思维中。

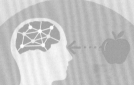

同步放电

意识可能依赖于神经元的同步性。成群的神经元聚在一起，将个体的感知（如视觉、听觉和嗅觉）结合起来，形成一种知觉。

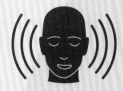

每1000个全身麻醉的医疗过程中，有1个或2个病人可能会有意识

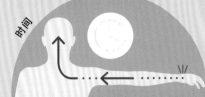

时间

无意识的脑大约需要半秒钟的时间才能将刺激加工成有意识的感知，但脑让我们认为可以立即体验到事物。

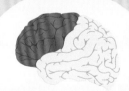

额叶的活动

额叶可能在意识方面起着重要作用，包括反思及协调意识水平。

注意

注意力引导我们的意识更加专注于特定的感官信号输入，如视觉或声音，并排除竞争性信息。注意的过程始于感觉器官，它激活脑的各个区域，包括额叶和顶叶。顶叶处理空间信息，将注意力引向一个空间区域，而额叶则将注意力引向特定的物体。

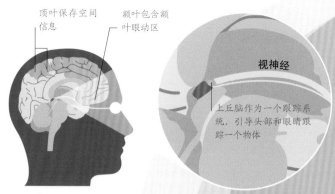

顶叶保存空间信息

额叶包含额叶眼动区

视神经

上丘脑作为一个跟踪系统，引导头部和眼睛跟踪一个物体

与注意力相关的区域
对视觉刺激产生注意力的关键区域为额叶的额叶眼动区和上丘脑，它们共同引导眼睛聚焦在一个物体上。

注意力

注意是专注于特定信息的过程。脑是处理行为和认知信息的主要器官，当然身体的其他部分，如眼睛和耳朵，也是必需的。

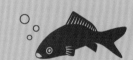

研究表明，人类的平均注意力持续的时间只有8秒

（尤指儿童的）注意力缺陷多动障碍

注意力缺陷多动障碍（ADHD）是一种行为障碍，包括注意力不集中和多动等症状。多动症的确切病因尚不完全清楚。研究表明，有可能是神经递质失衡或是遗传因素。然而，导致注意力缺陷多动障碍的任何潜在遗传因素都被认为是复杂的，不太可能由单一基因引起。

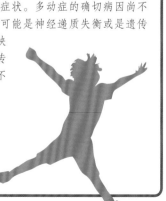

注意力可持续的
时间在减少吗？

没有证据表明个人注意力的持续时间在缩短，但最近一项研究表明，人类整体的注意力持续时间在缩短（例如，对一个新闻故事或热门话题的关注持续时间）。

持续性注意力

持续性注意力是在某一特定任务上（如阅读一本书）长时间保持专注的能力。有关大脑影像学的研究表明，额叶和顶叶大脑皮层区域，尤其是脑右侧的额叶和顶叶，与持续性注意力有关。

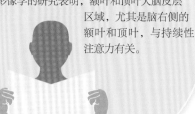

选择性注意力

选择性注意力是指有目的地将注意力集中于一些特定的事物，例如一个物体或一种声音，而过滤掉环境中其他不相干事物的过程。比如，忽视汽车的声音而只专注于打电话就是选择性注意力的一个例子。

交替性注意力

交替性注意力是指在非常不同的认知反应任务之间进行注意力快速切换的能力。例如，在做晚饭的时候，不时地看看食谱上的烹饪步骤，就是在不同任务间进行注意力切换的例子。

分散性注意力

当我们需要同时进行两个或两个以上活动的时候，就需要用到分散性注意力。例如，在骑车的时候听音乐。有时候，这种类型的注意力被称为多任务处理。

注意力的类型

注意力有多种类型，而我们所处的环境决定了我们需要什么类型的注意力。当我们需要全神贯注于一种刺激时，持续性注意力和选择性注意力都会被用到。当我们需要同时关注多个刺激时，则需要使用交替性注意力和分散性注意力。注意力不是一种无限的资源，把注意力集中在某件事上的过程可能会很累，因为它需要很多能量。

分心

我们的脑不能持续保持注意力集中。相反，它在两种不同的状态之间快速切换：注意和分心。在分心的时候，脑会扫描周围的环境，确认没有更重要的事情需要注意。有人认为，注意和分心的交替给人类带来了进化上的优势，使我们能够对新的机遇或威胁做出快速反应。

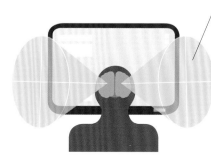

在分心的时候，脑扫描周围的环境

寻找问题
即使当我们认为自己专注于一项任务时，脑也在检查环境，以便在必要时转移注意力。

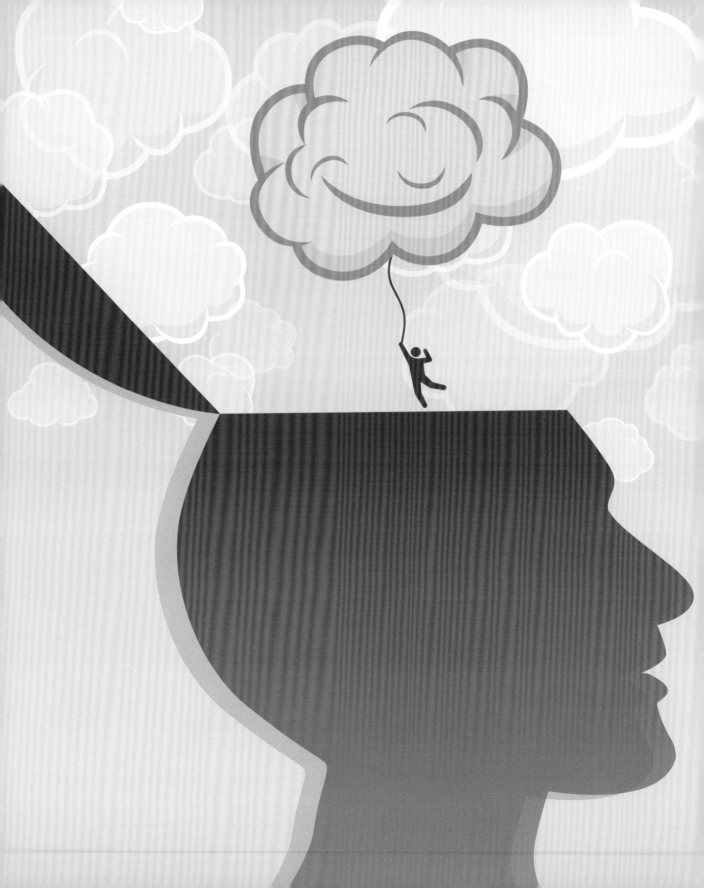

如何集中注意力

集中注意力需要脑处理特定的信息。在充满干扰的世界里，集中注意力对正确地学习、理解和执行任务是至关重要的。

注意力是一种有限的资源，如果你想避免分心并专注于特定的任务，就必须集中注意力。集中注意力的能力因人而异。它既受你对手头工作的兴趣影响，也受你遇到的干扰因素的影响。如果你真的对某件事感兴趣，你甚至不会注意到周围环境中出现的其他干扰。这是因为，如果你投入其中，就更容易把全部注意力集中在某件事上。那么，如何提高集中注意力的能力呢？

分心、分心、分心

集中注意力包括在专注于某件特定事情的同时，排除内部和外部的干扰。当你读这本书的时候，希望你能把注意力集中在文字上。然而，你的脑会受到一系列干扰的"轰炸"。这些干扰可能来自外部，例如，在你后面有电视机在播放，或者有人在你周围谈话。

你也可能面临来自内部的干扰。饥饿感会促使你思考晚饭吃什么。你可能突然想起一个忘记了的重要任务。这些类型的内部思维是由脑中叫作内侧前额叶皮层的区域引起的，该区域与决策、情绪反应和长期记忆的恢复有关。

研究表明，当你正在完成一项任务时，如果注意力被分散，可能需要平均25分钟把注意力重新集中起来。因此，下次当你分心的时候，试着用以下方法集中注意力：

- 远离潜在的干扰。关掉所有电子设备，搬到一个安静的地方。
- 如果手头的任务实在单调乏味，可以提醒自己为什么要做这件事。
- 想象一下完成任务后会有什么成就感。这可以提供额外的动力。
- 慢慢地增加集中注意力的时间。这可以改善注意力的集中度。

自由意志与无意识

日常生活中的许多活动，从动作到情绪，都不是由意识控制的。相反，脑中的无意识活动才决定了我们的许多动作、思想和行为。

自由意志

不受限制地选择行动方式的能力被称为自由意志。我们似乎在用意识来做决定。然而，研究表明，我们对自己行为的有意识的控制可能比想象中要少。实验表明，在我们有意识地做出决定前的五分之一秒，脑就已开始计划将要执行的动作了。

潜意识能帮你解决问题吗？

如果你被一个问题困住，那么，让你的思想"游荡"起来，这样可以让脑从潜意识中收集信息，并可能提供一个解决方案。

本杰明·利贝特的实验
科学家本杰明·利贝特（Benjamin Libet）让受试者在意识到自己做出举起手指的决定时记下来。同时，记录受试者的脑电波和肌肉运动。

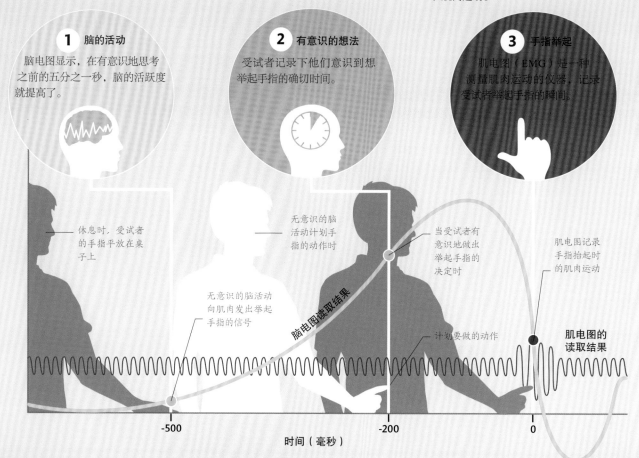

1 脑的活动
脑电图显示，在有意识地思考之前的五分之一秒，脑的活跃度就提高了。

2 有意识的想法
受试者记录下他们意识到想举起手指的确切时间。

3 手指举起
肌电图（EMG）是一种测量肌肉运动的仪器，记录受试者举起手指的瞬间。

休息时，受试者的手指平放在桌子上

无意识的脑活动向肌肉发出举起手指的信号

无意识的脑活动计划手指的动作时

当受试者有意识地做出举起手指的决定时

肌电图记录手指抬起时的肌肉运动

脑电图读取结果

计划要做的动作

肌电图的读取结果

-500   -200   0

时间（毫秒）

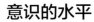

意识的水平

在20世纪初，神经学家西格蒙德·弗洛伊德（Sigmund Freud）普及了一种观点，认为脑有三个层次的意识：有意识（人们意识到的心理过程）、前意识（人们不知道但可以进入意识的过程），以及无意识（影响人们行为的难以触及的心理过程）。更现代的说法表明，意识可被分为几个层次，从强烈的自我反省到最深的睡眠。

自省

我们会审视自己的思想、行为和情绪。例如，我们可能会对自己过去的行为耿耿于怀。

正常的意识

我们有一种能动感，即我们相信可以控制自己的思想，而思想可影响行为。

无意识的知识

我们可以执行复杂的任务，但可能却忘记了做过这件事。例如，开车回家，却记不住做过这件事。

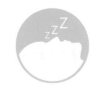

意识的缺乏

在睡梦中，我们既不能感知周围的世界，也没有自我意识去体验诸如时间流逝之类的事情。

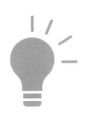

我们95%的决定是由无意识做出的

白熊理论

如果我们被要求不要去想一只白熊，我们可能偏会想到一只白熊。这是因为刻意压抑一个想法会使它更容易产生。这种现象可以用一种被称为讽刺进程理论的观点来解释。大脑无意识地监测自己是否出现了不想要的想法，讽刺的是，这反而让我们意识到了这个想法。这也是戒烟困难或是试图忘记一个糟糕的回忆很少奏效的部分原因，无意识令我们想起试图忘记的事情。

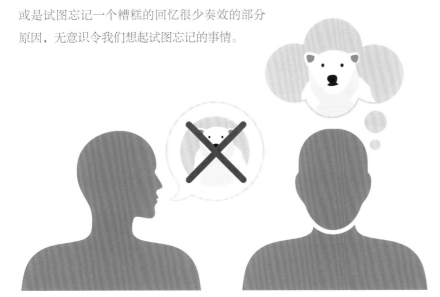

做出决定

2006年，两名荷兰研究人员要求受试者在以下三种情况下做出一个复杂的决定：考虑的时间很少、有充裕的考虑时间，第三种是虽然有充裕的考虑时间但存在一些对有意识思考的干扰。在所有情况下，有干扰的受试者表现最好。研究结果表明，人们在无意识的情况下比有意识的情况下能做出更好的决定，尽管实验表明只有当我们在做复杂的决定时才是这样的。

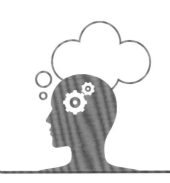

意识状态的改变

意识状态的改变是指任何与我们正常意识状态明显不同的情况。它几乎总是暂时且可逆的。

物理和生理学的
极端的环境条件，如高海拔或太空中较弱的重力，会导致意识状态的改变，长期禁食和呼吸控制也一样。

意识状态改变的类型
意识状态的改变可根据其诱导的原因来分类。然而，所有意识状态的改变都会以某种方式破坏脑的功能。

心理的
有一种意识状态的改变可以通过某些文化或宗教实践来诱导，如冥想，或通过跳舞/击鼓进入恍惚状态。其他例子还包括感觉剥夺和进入催眠状态。

自发的
自发的意识状态改变包括感到困倦、做白日梦、进入濒死体验和睡前的意识状态（称为假眠状态）。

疾病诱导的
疾病可以不同程度地改变意识状态，例如精神分裂症等精神疾病，以及癫痫发作和昏迷，都会改变意识状态。

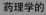
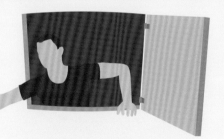

药理学的
作用于精神的药物，如酒精、大麻或阿片类，会破坏脑神经递质的功能，改变服用者的意识状态。

濒死体验是一种改变的意识状态吗？

这是一个很有争议的问题，但是那些有过这样经历的人描述了一些和其他改变状态共有的特征，比如永恒的感觉。

什么是意识状态的改变？

当处于正常的意识状态时，我们可意识到外在环境和内在思想。然而，脑可以产生更广泛的意识体验，包括意识状态的改变。每当我们进入一种改变的意识状态，脑的模式就会发生改变。这种脑功能的破坏可以由不同的方式引起，包括大脑的血液流动和氧气的变化，或者对神经递质功能的干扰。

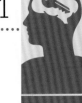

识别意识状态的改变

意识状态的变化包括从高度警觉到完全丧失意识，其中间有一个"正常"状态。同时，意识状态的改变可以在意识状态变化范围的任何一侧，也就是可以比正常的意识强或弱。可以用不同的标准来识别改变的意识状态。

受控过程
自动过程
我们执行受控过程（需要全部意识参与的任务，如解谜）及自动过程（需要较少注意力的任务，如读书）的能力受到影响。

自我控制
我们可能很难控制自己的行为和动作，例如在醉酒的时候很难走直线。同时，我们也很难控制情绪，例如我们会猛然大哭或出现攻击行为。

意识的水平
与清醒时正常的意识状态相比，在异常意识状态中，我们对于发生在周围或内部事件的意识水平会增加或下降；其中，下降更为常见。

情绪意识
在改变的情绪状态中，我们对情绪的意识（情绪体验）通常会减少。同时，我们发现很难控制这些情绪。这让我们变得更加情绪化、咄咄逼人或焦虑。

感知和认知
扭曲
感知可能发生改变。正常的记忆储存和提取可能会更加碎片化或其准确性下降。思考的过程可能会变得杂乱无章和缺乏逻辑性。

时间感知
在一种改变的情绪状态中，人们对时间的感知可能变得扭曲；时间可能会显得更慢或更快了。这是因为我们更少地注意时间的流逝，就像我们在睡觉的时候意识不到时间一样。

382天——目前禁食固体食物的最长时间记录

脑中意识状态的改变

意识状态改变可以导致从幸福到恐惧的一系列体验。这些体验是由脑的不同部位的神经活动产生的。正常脑功能的改变会导致脑对输入的信息产生扭曲，引起听觉或视觉幻觉、记忆扭曲或错觉。

额叶活动减少降低了推理和决策的能力

顶叶活动的改变使空间判断和时间知觉变得扭曲

丘脑作为边缘系统和额叶皮层之间的通道，可以被抑制

颞叶功能的改变导致产生无法解释的体验，如幻觉

改变状态的定位
在改变的意识状态下，脑不同区域的活动可能增加或减少，使我们对世界的感知发生扭曲。

在意识中起重要作用的网状结构的信号可以减少

睡觉和做梦

当我们睡着时，脑似乎在安静地休息，但实际上它正忙于处理和存储我们一整天学到的信息。

睡眠的阶段

在夜间，我们会经历不同的睡眠阶段，从浅睡到深睡。然后进入快速眼动（REM）睡眠。大脑皮层神经元的电活动产生的脑电波在每个阶段都会发生变化。我们每隔几个小时重复一次这个睡眠周期，但是其中不同阶段的比例会发生变化——我们在睡眠开始时有更多的慢波睡眠，在清晨有更多的快速眼动睡眠。

一个不那么安静的夜晚

睡眠有四个不同的阶段。这些阶段我们每晚都要经历好几次。在浅睡眠的时候，我们很容易被吵醒；而从沉睡中醒来则要困难得多。

我们每晚需要睡几个小时？

大多数成年人每晚需要7～9小时的睡眠，但青少年和儿童（尤其是婴儿）需要更多的睡眠。

如果在快速眼动睡眠阶段醒来，我们更有可能记得所做的梦

夜间清醒期

在2级睡眠期，心率和呼吸变得均匀

1级是最浅的睡眠阶段

最长的深睡眠时间是在睡眠开始时

在快速眼动睡眠中，身体处于瘫痪状态，但眼珠在眼皮下打转

浅睡眠

深睡眠

睡眠纺锤波和K-复合波保护睡眠，使我们保持睡眠状态，不易被外界噪声惊醒

3级 深度睡眠身心得到恢复

2级 睡眠开始然后进入深度睡眠

1级 浅睡眠

11PM 12AM 1AM 2AM 3AM 4AM 5AM 6AM 7AM

胶质淋巴系统

淋巴管

血管

神经元产生碎片

脑脊液清除的碎片

星形胶质细胞通过脑脊液流动

允许脑脊液流动

有证据显示，当我们在睡觉时，一些脑细胞会收缩，使得脑脊液在它们之间更容易流动。脑脊液将废物运输至淋巴管，再由淋巴管将这些废物清除出体外。

大脑清理

白天，大脑活动会产生一些代谢产物，如果这些代谢产物积累起来就会中毒。最近在小鼠身上进行的研究表明，睡眠使脑内所有机会清除这些代谢产物。而类似的事情似乎也发生在人类身上，这可能解释为什么睡眠不足会对我们学习、记忆和控制情绪的能力产生一些负面影响。

尝试保持清醒的最长时间记录是264个小时

睡眠障碍

当脑无法在清醒和睡眠状态之间进行完整的转换时，就会出现梦游、梦呓或身体瘫痪等问题。这时脑的一部分处于清醒状态，而其余部分则处于酣睡状态。当一个人梦游时，脑的运动区域是清醒和活跃的，但意识和记忆区域却是睡着的。在睡觉时，人们甚至可以执行复杂的任务，比如在熟睡时开车。

正在做梦的脑

科学家不知道我们为什么会做梦，但他们有关于做梦的理论。梦可以帮助我们处理白天遇到的信息和情绪，并将它们储存在长期记忆中。一个梦也可能是一次训练，脑通过梦安全地尝试对极端事件作出反应。这样，如果该事件之后发生在现实生活中，我们就会做好准备。这也许可以解释为什么我们常常有压力的或消极的梦。而另一种观点认为，梦只是脑的"屏幕保护程序"，根本没有真正的目的。

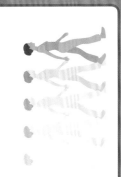

丘脑将信号传递至大脑皮层

控制自我意识的顶叶皮层是不活跃的

海马体将短时记忆转变为大脑皮层

视觉皮层产生图像

前额中皮层的区域是不活跃的，所以梦是没有理性的

杏仁核产生情绪

网状结构在睡眠和清醒之间切换

图例
活跃
不活跃

快速眼动睡眠期间的活动
在快速眼动睡眠期间，情绪化的脑和大脑皮层均非常活跃，但与理性思维有关的额叶则不那么活跃。

时间

我们可以用时钟以小时、分钟和秒为单位客观地对时间进行度量，但脑也帮助我们记录时间的流逝。人体的"内部时钟"设置了不同的速度，并在一生中会发生改变。

作为计时员的大脑

人的时间概念与涉及记忆和注意力的神经网络有关。神经网络中的神经元会被激活，或者说"振动"，而脑利用这一点来校准时间。在一秒钟内振动的次数越多，我们认为时间就越长。一些事件（如濒死体验）、精神状态（如抑郁）、兴奋剂（如咖啡因）和疾病（如帕金森病）都会影响神经元的放电速度，扭曲我们对时间的感知。

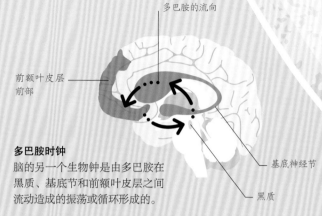

多巴胺时钟
脑的另一个生物钟是由多巴胺在黑质、基底节和前额叶皮层之间流动造成的振荡或循环形成的。

- 多巴胺的流向
- 前额叶皮层前部
- 基底神经节
- 黑质

时间包
脑时钟的一个周期等于一个时间"包"，我们将其记录为一个事件。正如高帧率的摄像机可捕捉到事件序列中的更多细节一样，更快的神经元放电速度将创建更多的时间包，记录更多的事件。

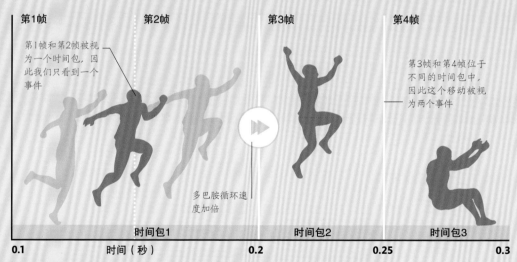

第1帧　　第2帧　　第3帧　　第4帧

第1帧和第2帧被视为一个时间包，因此我们只看到一个事件

第3帧和第4帧位于不同的时间包中，因此这个移动被视为两个事件

多巴胺循环速度加倍

时间包1　　　　　时间包2　　　　时间包3

0.1　　　　时间（秒）　　　0.2　　0.25　　0.3

时间幻觉

距离会扭曲我们对时间的认识。如果三个灯以相同的时间间隔（例如10秒）相继闪烁，但灯B和C之间的距离大于A和B之间的距离，就会产生B和C之间的闪烁时间间隔超过10秒的错觉。

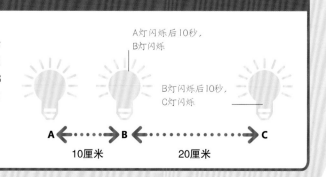

A灯闪烁后10秒，B灯闪烁

B灯闪烁后10秒，C灯闪烁

A　　　B　　　　　C
10厘米　　20厘米

时间和年龄

　　随着年龄的增长，人们会感觉到时间在加快：对孩子来说是"永恒"的旅程，对成人来说就会过得很快。导致这种现象的部分原因是人对时间的感知随着年龄的增长而发展。尚在婴儿时期时，我们活在当下：如果不按时进食，我们会哭，但意识不到时间的流逝。蹒跚学步时，我们被教导要注意时间，了解到完成日常任务（比如刷牙）需要多长时间。当我们六岁的时候，就可以通过运用知识来估算时间了。

影响时间知觉的因素

成年人更注重时间，因为我们有任务和工作日程。这些从一个事件转移到下一个事件的日常工作可以加快我们对时间的感知。然而，对于为什么时间似乎随着年龄的增长而加快，也有生物学理论、比例理论和知觉理论。

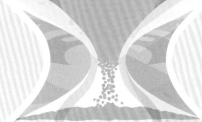

新陈代谢

一个4岁孩子的心脏在24小时内完成的跳动次数是成人心脏的125%。儿童的其他生物学指标，如呼吸，也更快。这意味着孩子们接收更多的信息，所以时间似乎移动得很慢。

比例理论

随着年龄的增长，时间间隔在整个生活中所占的比例越来越小。一年是10岁孩子生命的10%，但只占一个50岁成人生命的2%。

知觉理论

人们吸收和处理的信息越多，感知的时间就越慢。第一次经历很多事情的孩子们，更关注被成年人所忽略的细节，而这些细节可能会使时间感延长。

大脑中的通路

随着年龄的增长，大脑中的通路变得越来越复杂，因此信号沿着它们传播需要更长的时间。这意味着老年人在相同的客观时间内看到的图像较少，因此时间似乎过得更快。

药物如何影响时间知觉？

多巴胺是参与时间处理的主要神经递质。一些药物，如甲基苯丙胺，能激活多巴胺受体，加快我们对时间的感知。

当我们睡着时，对时间的感知就暂停了。

什么是个性

个性让我们成为自己。个性是一组行为特征，形成了人们在生活中的选择和对事件的反应。人们发明了各种各样的系统来对个性进行评估和分类。

可改变的个性

从成为受精卵的那一刻起，DNA就开始塑造人的个性，例如，使我们产生某种神经递质多于另一种，或是与他人相比，对刺激不那么敏感。这在一定程度上影响了人内在的气质，甚至是最终的个性。然而，除了基因，人的经历和所处的环境也对个性的塑造起一定的作用。

成为你

大脑在成长过程中按着既定的模式逐渐成熟，并随着经历发生改变。经常使用的神经通路变得更强，我们或多或少地对神经递质和刺激产生反应。这会改变我们的个性。

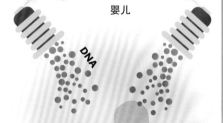

婴儿

DNA

1 早期的脾气

由于基因在形成个性中所起的作用，即使是刚出生的婴儿，其行为也各不相同。例如，有些婴儿似乎对噪声或干扰非常敏感，而相比之下，其他婴儿则几乎注意不到。

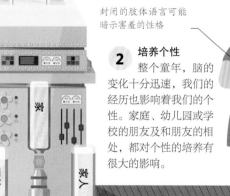

封闭的肢体语言可能暗示害羞的性格

2 培养个性

整个童年，脑的变化十分迅速，我们的经历也影响着我们的个性。家庭、幼儿园或学校的朋友及和朋友的相处，都对个性的培养有很大的影响。

儿童

照护　家　家人

朋友　学校　父母

同卵双胞胎有相同的性格吗？

DNA相同的同卵双胞胎比非同卵双胞胎有更多相似的性格。但同卵双胞胎也因为他们出生后各自不同的经历，而在性格上有所差异。

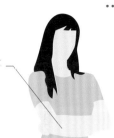

手臂交叉可能表示防卫状态或不安全感

着装反映个性

脑与个性

科学家们试图将不同的个性类型与脑结构联系起来，但结果喜忧参半。我们知道脑损伤，特别是额叶区域的损伤，会对人的个性产生影响，而研究发现人的一些个性特征（的不同）与脑结构或脑活动的差异有关。然而，到目前为止，人类的脑和行为的复杂性使得这些联系难以被清晰地揭示出来。

3 **成人的个性**
除学校或朋友等环境因素影响以外，人的性格会发生改变，也因为大脑直到我们20岁出头时才发育成熟。在整个成年期，性格会持续发生微妙的变化。

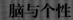
成人

性格测试

最常见的性格测试方法是大五人格测试，它根据五个特征来确定一个人的得分：开放性、尽责性、外向性、宜人性和神经质性。在这个测试中，一个人被置于每个特质的天平上，其中一端代表最不可能表现出这个特质，而另一端则代表最可能表现出这个特质。

低分者的特点 | 高分者的特点

开放性
务实、不灵活、喜欢常规、传统、专注
开放性有欣赏新思想、新感觉和新行为的倾向。
好奇、具有创造力、喜欢冒险、无法预测

尽责性
易冲动、无组织、不喜欢结构化、灵活、心血来潮
尽责性与遵守规则和勤奋等品质有关。
可靠、勤奋、有组织、固执

外向性
安静、内敛、保守、喜欢独处
外向性是一种倾向于社交、自信和富于表现的能力。
爱交际、善于表达、占主导、友好、喜欢说话

宜人性
挑剔、怀疑、缺乏合作性、易冒犯他人
宜人性包括容易合作、值得信赖和善良。
乐于助人、具有同情心、值得信赖、对他人关心、有礼貌、亲切友好、谦恭

神经质性
冷静、安全、情绪稳定、放松
神经质性与情绪不稳定和有消极情绪倾向相关。
焦虑、易怒、不高兴、压力大、喜怒无常

自我

自我是关于我们是谁、过去曾是谁，以及未来想成为谁的认识积累。人以不同的方式获得自我意识，意识到自己是有形的存在，是自己行为的主导者，也是社会的一部分。

什么是自我?

自我是内在的意识，通过对世界的经验性评价而发展起来。自我由两个方面构成：身体自我（我们是有形的存在）和精神自我（可以看作我们的自传记忆）。脑中几个区域相连有助于自我意识的形成。身体自我是由告诉我们身体如何占据空间的大脑区域产生的，而令我们反思自己的精神状态和找回记忆的大脑区域则促进了精神自我的形成。

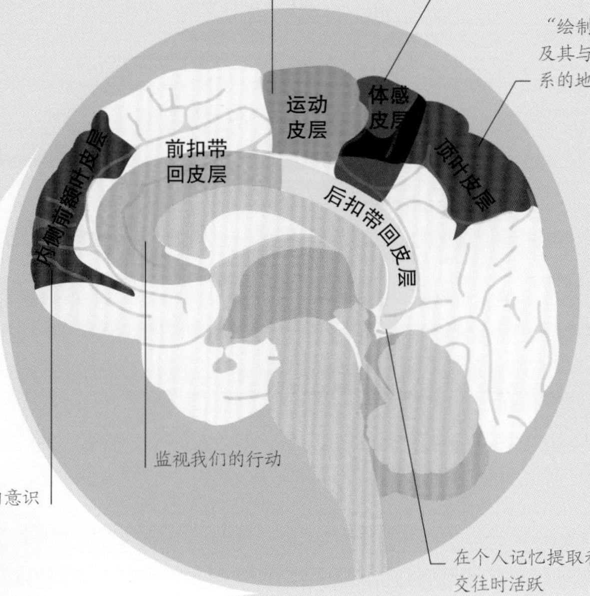

检测身体的相互作用；确认身体的界限

探测身体的感觉；反复提醒身体自我

"绘制"身体及其与外界关系的地图

运动皮层

体感皮层

顶叶皮层

前扣带回皮层

背侧前额叶皮层

后扣带回皮层

负责精神状态和个性的意识

监视我们的行动

在个人记忆提取和社会交往时活跃

镜子测试

为了确定一个人（或动物）是否有能力识别镜子中的自己，可使用镜子测试。在受试者的脸上画一个标记，看他们是否会把它擦掉。如果他们擦掉了，这表明他们有自我意识。人类的这种能力在大约两岁时发展起来。

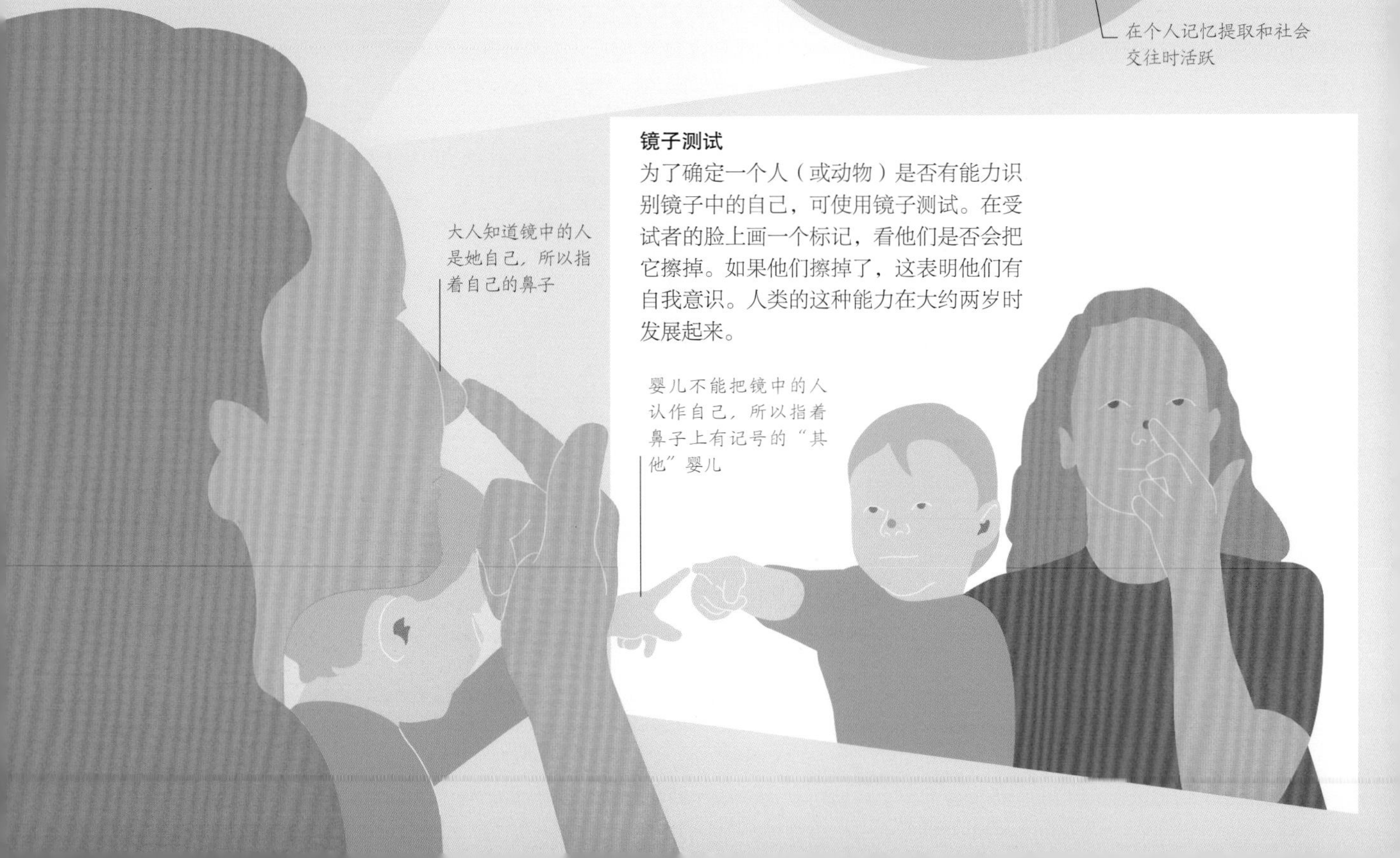

大人知道镜中的人是她自己，所以指着自己的鼻子

婴儿不能把镜中的人认作自己，所以指着鼻子上有记号的"其他"婴儿

现实自我与理想自我

有时我们认为自己是谁（真实自我）和我们渴望成为谁（理想自我）之间会有差别。我们如何感知真实自我随着社会环境的反馈和挑战而变化。一些心理学家认为，当真实自我接近理想自我时，我们就能过上平衡、幸福的生活。

身心合一（表里一致）
当真实自我和理想自我之间的差异很小时，我们被称为是"一致的"。

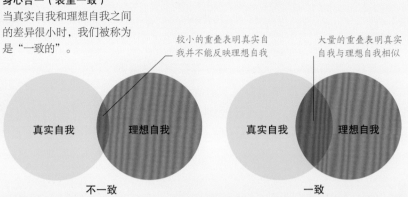

较小的重叠表明真实自我并不能反映理想自我

大量的重叠表明真实自我与理想自我相似

真实自我　理想自我

真实自我　理想自我

不一致

一致

自我和身份认同

自我是我们感知和评价自己的第一人称表述。身份包括特定的信仰和特征，可以用来定义一个人，并将他们与其他人区分开来。

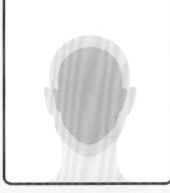

自我的发展

自我的概念始于我们对于自己是一个与其他物体和人不同的个体。这种基本的自我感觉发生在出生后不久，但直到两岁时，我们才开始对"我们是谁"形成一个更复杂的看法。

我受人喜欢吗？

我3岁了。

我很好。

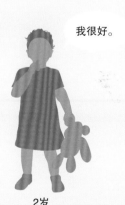

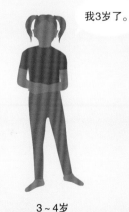

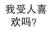

狗能认出镜子里的自己吗？

狗无法通过镜子测试（不能认出镜子里的自己）。但一些科学家认为，这项测试可能不适用于那些不以视觉为主要感觉的动物。

2岁

3~4岁

6岁

自我描述
到了两岁，蹒跚学步的孩子开始称自己为"我"。他们经常像别人认为的那样来描述自己。

自我感觉的分类
幼童以属性和类别来定义自己，这些属性和类别通常是具体的，例如年龄或头发的颜色。

与同龄人进行比较来定义自己
到了学龄期，孩子们开始把自己和同龄人做比较。在这个时期，关于自己的很多信念都源于别人对自己的反应。

60% 的社交媒体用户表示，社交媒体会对他们的自我感觉产生负面影响

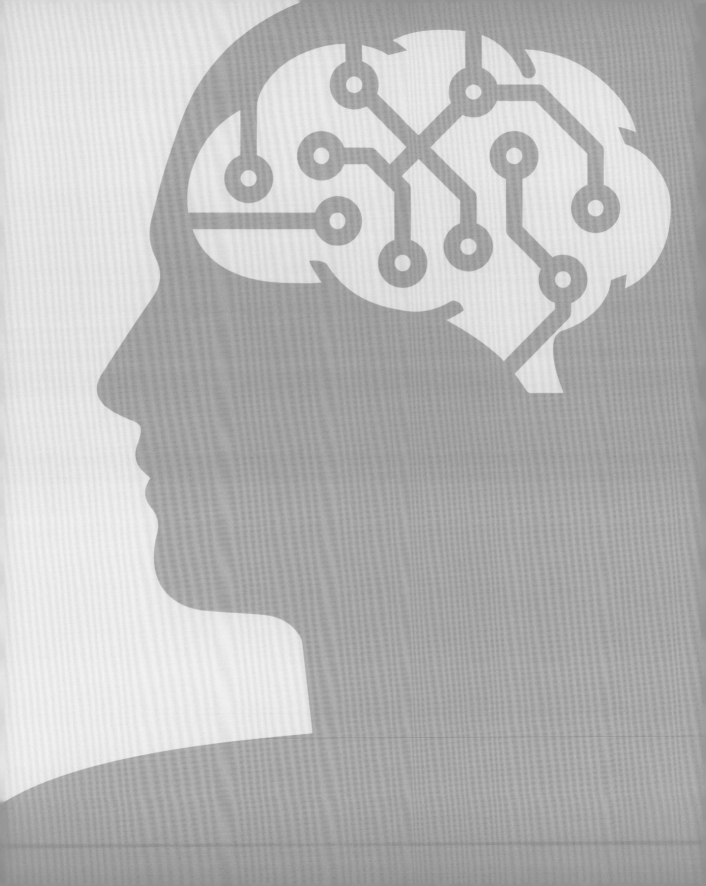

未来
的脑

超级感官

最新的电子设备几乎可以与我们的眼睛和其他感官相媲美。未来的电子设备不仅可能帮助人体恢复失去的感觉功能，甚至能扩大我们的感觉范围。

传播视觉和声音

人工耳蜗于20世纪70年代问世，视网膜植入物于2011年首次出现，分别帮助有严重听力和视力问题的人。摄像机和麦克风捕捉光和声音，并将它们转换成信号，传送到处理单元。这就产生了一个数字"地图"，地图数据通过无线信号传输到植入物，植入物通过神经冲动将数据发送到脑的相关感觉区域。

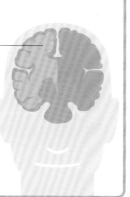

超感官知觉

有些人报告说，他们接收到的信息或意识不可能来源于已知的感官输入。这种现象被称为超感官知觉（ESP），通常表现为突然回忆起被遗忘的经历。未来的研究还可能揭示人类探测磁场和其他现象的自然能力。

扫描显示，在报告具有超感官知觉的人脑中，右脑半球活跃度更高

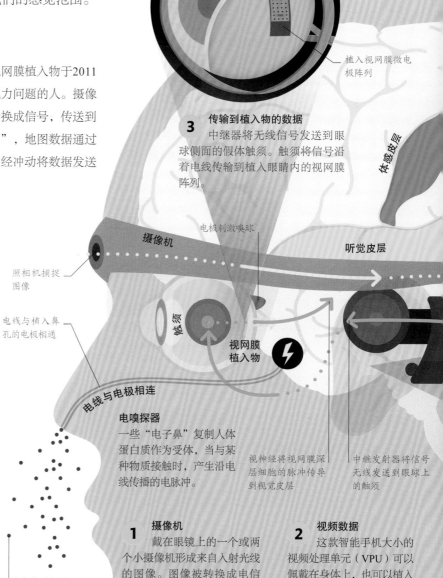

视网膜植入物

植入视网膜微电极阵列

3 传输到植入物的数据
中继器将无线信号发送到眼球侧面的假体触须。触须将信号沿着电线传输到植入眼睛内的视网膜阵列。

电极刺激嗅球

摄像机

听觉皮层

体感皮层

照相机捕捉图像

电线与植入鼻孔的电极相通

触须

视网膜植入物

电线与电极相连

电嗅探器
一些"电子鼻"复制人体蛋白质作为受体，当与某种物质接触时，产生沿电线传播的电脉冲。

视神经将视网膜深层细胞的脉冲传导到视觉皮层

中继发射器将信号无线发送到眼球上的触须

空气中的气味和分子进入鼻腔

1 摄像机
戴在眼镜上的一个或两个小摄像机形成来自入射光线的图像。图像被转换成电信号，并通过电线发送到便携式视频处理单元（VPU）。

2 视频数据
这款智能手机大小的视频处理单元（VPU）可以佩戴在身体上，也可以植入身体。它可以将摄像头的视频信号转换成由点或像素组成的数字"地图"。它将这些信息通过电线发送到安装在眼镜上的接收器，即收发两用机。

4 植入物向脑发送数据
视网膜阵列是一个电子栅格，它绕过有缺陷的光探测细胞，向视网膜更深层的细胞发送信号。这些更深层的细胞产生神经冲动，并传递到视觉皮层。

脑的触摸区接收来自人造皮肤的信号

脑的听觉区接收来自人工耳蜗的信号

视觉皮层

摄像机的信号传递至视频处理单元

信号沿着视频处理单元的电线传输

电嗅探器检测气味的准确率约为97%

人造皮肤

人造皮肤的进化形式包含带有半球形电子传感器的石墨烯片。诸如温度和压力等物理变化拉伸或挤压这些传感器，产生电信号，然后传输到脑的体感皮层。

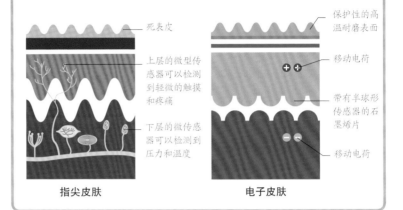

死表皮

上层的微型传感器可以检测到轻微的触摸和疼痛

下层的微传感器可以检测到压力和温度

保护性的高温耐磨表面

移动电荷

带有半球形传感器的石墨烯片

移动电荷

指尖皮肤　　　　电子皮肤

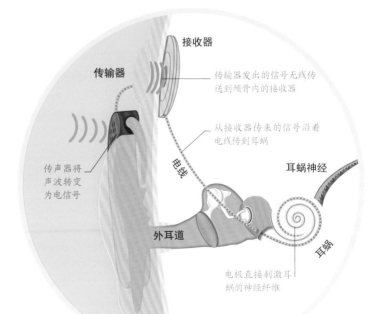

接收器

传输器

传输器发出的信号无线传送到颅骨内的接收器

从接收器传来的信号沿着电线传到耳蜗

耳蜗神经

传声器将声波转变为电信号

电线

外耳道

耳蜗

电极直接刺激耳蜗的神经纤维

人工耳蜗
许多人工耳蜗设计绕过了外耳和中耳的部分损伤部位及内耳的感觉细胞。它们通过直接向耳蜗神经纤维提供微小的电信号来工作。

连接脑

到目前为止，只有脑可以控制身体的肌肉和腺体。但二代电子、机械和机器人设备正在扩展其能力，这些设备通常用于在人丧失肢体后弥补其肢体功能。

仿生肢体

现在已经有了电动仿生肢体，可对脑运动皮层的活动和对运动神经发出的微小电脉冲做出反应。这些功能日益强大的假肢还可以提供感官反馈，使脑的控制系统能够提供精细的持续控制，更接近于自然肢体或身体的其他部位。

1 运动皮层
脑的运动中枢形成了运动神经冲动的模式，这些运动神经冲动可自然地协调手臂和手指运动的大量肌肉。

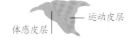
体感皮层 —— 运动皮层

脊髓与"手臂"的神经相连

电线将数字信号传送到手持伺服系统

2 发送脉冲
从脑发出的运动神经冲动通过脊髓，沿着周围神经传至手臂和手部。

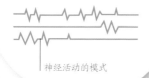
神经活动的模式

3 微处理器
微芯片将神经冲动转变为可被仿生部件的电路及发动机理解的数字信号。

神经冲动转变为数字信号

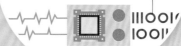

4 仿生手
最多可有10个伺服系统（小的、轻的发动机）驱动着手和手指的运动，在自感应接头处旋转。

手部接收到处理过的信号，并将其转变为动作

正中神经、桡神经和尺神经

双向沟通
运动皮层控制着仿生部分的运动。与自然肢体一样，它们通过与体感皮层的交互而不断"调节"。

仿生手的运动脉冲

6 意念感知
接下来，这些感觉信号以更自然、能被脑理解的方式传递到脑的感觉中枢——体感皮层。

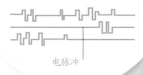
电脉冲

来自仿生手的感觉信号

5 感官数据
在手部的发动机、关节和人造皮肤上的受体产生应答。

IOIIIOOIOIOIOOIIO
OIIOOIIOIOIOOOIO
OIIOIOIOIOOIIIOIO

机器人手臂产生的反馈信号是数字形式的

深部脑刺激（DBS）

在深部脑刺激中，电极被植入脑的不同部位（见下文）以治疗一系列疾病。它们从发生器和"胸部"与电极相连的电池中发出电脉冲，并由遥控器对脉冲进行调节。在自适应深部脑刺激中，电极有传感器，发生器可自动响应脑的电活动。

用于深部脑刺激的脉冲发生器的电池可大约使用九年

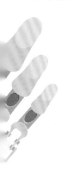

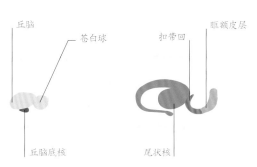

丘脑　　苍白球　　扣带回　　眶额皮层　　穹窿

丘脑底核　　尾状核

运动障碍
深部脑刺激可用于治疗运动障碍，如震颤、帕金森病（中的"冻结"状态）、痉挛及收缩肌张力障碍。

精神疾病
当其他治疗如药物治疗无效时，深部脑刺激可用于治疗严重的焦虑、抑郁和强迫症。

认知障碍
有关深部脑刺激的研究探索，如在阿尔茨海默病中，使用靶向刺激脑深部及记忆和认知神经网络的特殊结构。

第一个仿生肢体是什么时候出现的？

1993年，爱丁堡玛格丽特·罗斯医院的一群生物工程师为截肢患者罗伯特·坎贝尔·艾尔德创造了第一个仿生手臂。

迷走神经刺激

迷走神经是颅神经之一，它将脑与胸腹部的器官相连。在迷走神经刺激（VNS）中，胸部的一个类似心脏起搏器的小信号发生器通过电线连接到颈部左侧迷走神经周围的电极上。神经的感觉纤维受到刺激，向脑发送脉冲，这些感觉纤维分布在不同的神经通路上。迷走神经刺激主要用于治疗癫痫和抑郁症。

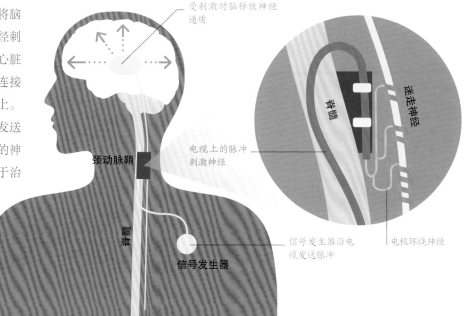

受刺激时脑释放神经递质

颈动脉鞘

脊髓

信号发生器

电缆上的脉冲刺激神经

脊髓　　迷走神经

信号发生器沿电缆发送脉冲

电极环绕神经

未经探索的脑

新的研究表明，脑中一些众所周知的部分具有意想不到的功能。尤其是"下脑"区域，比如脑干和丘脑，这些区域曾经被认为大部分是被动的，只扮演自动化的角色。

发现潜能

用最先进的扫描方法可以探测大脑皮层下的区域，了解它们对有意识的思维和行为的贡献。这些技术包括可检测神经元产生的磁场的脑磁图描记术（MEG）和检测局部血流和氧合的变化来监测脑活动的功能性磁共振成像（fMRI）和近红外光谱（NIRS）。

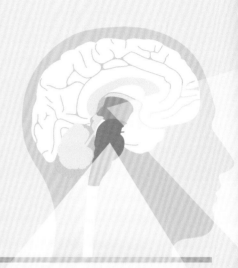

脑干和情绪

脑干不只负责人们的日常生活，它还在控制人们的行为，尤其是情绪方面非常活跃。心情和感觉甚至被特定的神经核（神经细胞团）主导。这些区域可以被电极或化学物质控制，以治疗抑郁症、焦虑症和惊恐症等疾病。

中缝背核
中缝背核是血清素的主要来源。中缝背核若出现了问题，会导致忧郁、焦虑和情绪低落。

蓝斑
蓝斑是去甲肾上腺素的主要产生场所，其发生故障可能会引起强烈的情绪、压力和记忆力下降。

脚桥核
脚桥核在注意力集中和专注力，以及肢体运动等身体活动方面都起作用。

导水管周围灰质
导水管周围灰质围绕着大脑导水管通道，这个神经核是疼痛应对系统的主要组成部分。

中脑腹侧被盖区
中脑腹侧被盖区在动机、学习和奖赏方面起核心作用，并与多动症等疾病有关。

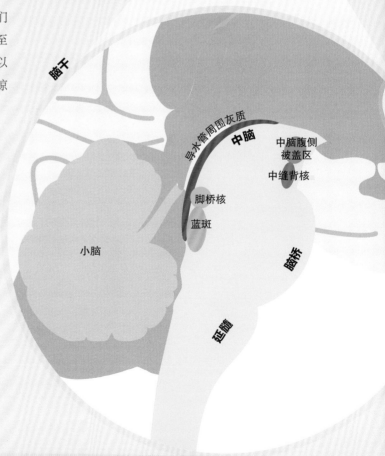

脑干

导水管周围灰质　中脑　中脑腹侧被盖区

中缝背核

脚桥核

蓝斑

小脑

脑桥

延髓

丘脑

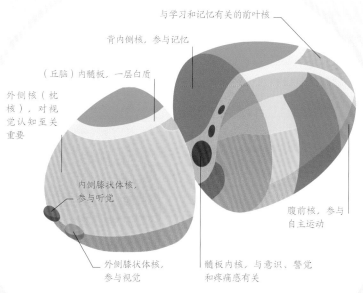

与学习和记忆有关的前叶核

背内侧核，参与记忆

（丘脑）内髓板，一层白质

外侧核（枕核），对视觉认知至关重要

内侧膝状体核，参与听觉

外侧膝状体核，参与视觉

髓板内核，与意识、警觉和疼痛感有关

腹前核，参与自主运动

丘脑的神经核
对不太为人所知的神经核的研究有了许多令人惊讶的发现。例如，研究发现，枕核帮助视觉中心绘制和测量外部场景，以及决定如何接触到那里的物体。

脑的中转站

众所周知，丘脑是所有输入感觉信息（嗅觉除外）的中转站，但现在有更多关于丘脑如何通过复杂和选择性的方式预先处理这些信息，然后再传递到大脑皮层的感觉区。丘脑也是调节觉醒的中枢，当其与海马体相连时，在记忆中起着重要的作用。对丘脑的深部脑刺激被用来治疗包括震颤在内的众多疾病。

尽管视交叉上核具有全身效应，但它只包含两万个神经元，比这个字母O还小

大脑的所有部位都被发现了吗？

还没有。2018年，改进后的显微镜发现了脑-脊髓交界处的一个小区域，被命名为"内胚层核"。

视交叉上核

位于下丘脑的视交叉上核（SCN）决定了人体的昼夜节律，也就是人在24小时内的睡眠–觉醒周期。这个生物钟驱动着重要的稳态功能，包括维持体温、进食和激素水平。视交叉上核还协调许多器官的活动。终有一天可以用微型电极或激光对这些循环和模式进行调整。

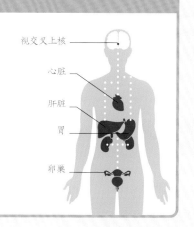

视交叉上核
心脏
肝脏
胃
卵巢

人工智能

随着计算机越来越复杂巧妙，人类最终目标是开发出一种能通过图灵测试的机器，与这种机器"交谈"的人分辨不出自己是在跟另一个人谈话，还是在跟机器对话。

Dropout模式

许多电子神经网络是分阶段进行分析和处理的。在dropout模式下，计算机评估某一特定信息的有用性。如果评估结果为没用，则将其移除。

模仿人脑

被称为"神经网络"的计算机程序试图通过使用分层排列的人工神经元来模仿人脑的工作方式。受到人们学习方式的启发，神经网络可以随着时间的推移调整和改变其反应（见右图），这一特性被称为机器学习。为了更精密地复制人脑高度适应性的广义智能，一种更先进的称为"适应性遗忘"的技术应运而生。这种技术包括查询、修改和删除数据。例如，可以修剪或删除网络上系统反馈显示很少使用的数据，这就叫dropout。减少这些冗余的数据会产生一个更紧凑、响应更快的系统。

机器人会接管世界吗？

"人工智能接管"听起来像科幻小说，但它理论上是可能的。这很大程度上依赖于"对人类友好"的计算机阻止自我进化的计算机超越人类。

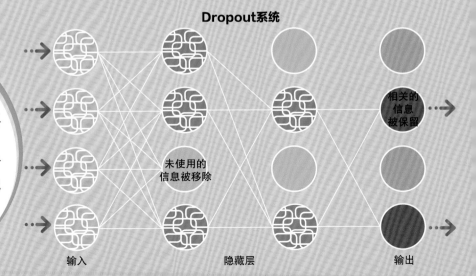

人工神经元

标准神经网络

输入 　　　　　　　　隐藏层 　　　　　　　　输出

1 输入层
网络接收值或数字形式的输入信号。例如，在图像识别系统中，输入可以是数字图像中单个像素的亮度。

2 隐藏层
隐藏层处理从输入层接收的数据。随着时间的推移，网络一直在"学习"，通过对值应用不同的权重来修改其结果。

3 输出层
一旦处理完毕，数据就会传递到输出层。在图像识别系统中，输出的是应用程序对图像显示内容的"猜测"。

Dropout系统

未使用的信息被移除

相关的信息被保留

输入 　　　　　　　　隐藏层 　　　　　　　　输出

记忆回路的形成

在脑中模拟数字电子回路意味着存储和回忆信息。在人脑中，记忆涉及重复使用神经元之间的特定通路，加强它们的连接（突触），形成一个"记忆回路"。在电子学中，一种正在开发的称为记忆电阻器（或忆阻器）的器件也具有类似的功能。

图例
大阻力
小阻力

2019年，一个名为Pluribus的人工智能程序击败了5名顶级扑克玩家

神经元

1 静息模式
神经冲动在一组神经元之间随机传递。这里只显示了三个，但实际可能有数千个。一些突触连接可以很轻松地把它们传递出去，另一些就不那么容易了。这种传递没有整体模式，也没有明确的结果。

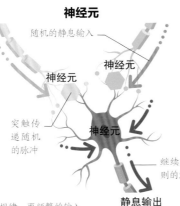

随机的静息输入
神经元
神经元
神经元
突触传递随机的脉冲
继续向前传递不规则的活动
静息输出

2 记忆通路
在特定的模式中，反复出现的、更频繁的脉冲代表着一个动作或事实被记忆。随着时间的推移，反复使用的突触之间的联系增强了，这一特征被称为长时程增强作用（LTP）。

有规律、更频繁的输入
使用次数的增加，增强了突触间的连接
继续使用则进一步强化通路
输出增加

记忆电阻器

1 静息模式
一组记忆电阻器接收同等的输入，并允许信号通过。和神经元一样，这些信号的传递没有整体的模式，电路也几乎没有变化。

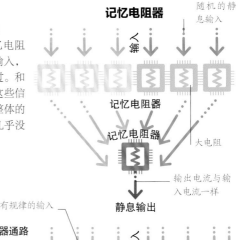

随机的静息输入
输入
记忆电阻器
记忆电阻器
大电阻
输出电流与输入电流一样
静息输出

2 记忆电阻器通路
更强的输入到达某些记忆电阻器，从而改变它们的电阻，电阻即LTP的电子当量。随着时间的推移，信号进一步强化该通路，便形成了一个可识别的模式。

有规律的输入
输入
记忆电阻器
输入的增加减少了电阻
继续使用可进一步强化通路
输出电流比输入电流更大
输出增加

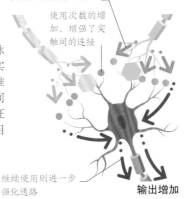

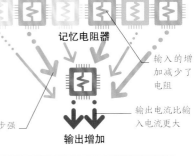

电子感应

心电感应是人脑之间假设绕过了视觉等感官的直接交流。在计算机方块游戏实验中，以脑电读数的形式从两个玩家的脑中收集到旋转方块的指令，然后通过一个经颅磁模拟（TMS）帽将指令传送给第三个玩家进行旋转。

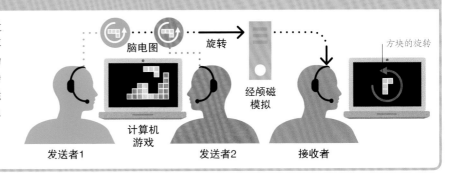

脑电图
旋转
经颅磁模拟
方块的旋转
发送者1
计算机游戏
发送者2
接收者

扩展的脑

医学上使用电极植入物、磁场、无线电波和化学物质来治疗大脑疾病。这些技术还能增强正常的大脑功能。

增强脑的能力

"超频"是指计算机内部时钟加速，可协调所有的电路，推动组件更快、更"努力"地工作。与计算机一样，人脑使用神经冲动形式的微小电信号，从而增加了其被加速的可能性。根据受刺激区域的不同，这可能会提高人的注意力和专注力、信息处理能力和记忆力。

脑被加速后其运转是否安全?

到目前为止，有证据表明经颅直流电刺激是安全的。数以千计的健康人参加了经颅直流电刺激的实验，没有发现不良反应。

经颅磁刺激手杖

靠近（但不接触）患者颅骨的手杖

磁场

大脑皮层

负电荷电极可抑制神经活动

阴极

纳米神经机器人

例如，研究人员正在开发几乎是分子大小的机器人植入物，以传递医疗药物。专门传送程序化电信号的二代神经机器人可以加速神经元的工作方式和它们处理神经冲动的方式。

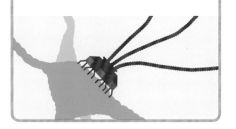

 海马假体可将记忆能力提高37%

经颅直流电刺激（tDCS）

在经颅直流电刺激中，直流电以恒定的低强度通过大脑，在附在皮肤上的衬垫样电极之间传递。经颅直流电刺激有助于治疗抑郁症和缓解疼痛。目前，正在进行通过经颅直流电刺激增强一系列认知功能（从创造力到逻辑推理能力）的研究。研究中经颅直流电刺激与经颅磁刺激技术被同时使用，但这些技术实际上并不同时使用。

形成电路闭环的电线

抑制脑活动

在阴极经颅直流电刺激中，电流与大脑自身的电活动呈负相关。这有减缓或抑制神经细胞的作用，例如，缓解多动症的症状。

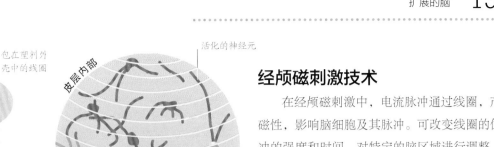

包在塑料外壳中的线圈

皮层内部

活化的神经元

磁场

静息神经元

经颅磁刺激技术

在经颅磁刺激中，电流脉冲通过线圈，产生穿透颅骨的磁性，影响脑细胞及其脉冲。可改变线圈的位置和运动及脉冲的强度和时间，对特定的脑区域进行调整。经颅磁刺激技术被用于多种脑和行为状态的测试，也可用于提高思维能力和其他心理过程。

磁脉冲

在使用磁力线圈时，其极性会被改变，并产生穿透头皮的磁脉冲。这就产生了周围神经元的电活动。

正在被刺激的大脑区域

带正电的电极能刺激脑的神经活动

＋
阳极

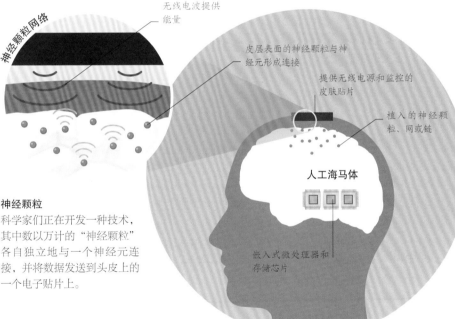

神经颗粒网络

无线电波提供能量

皮层表面的神经颗粒与神经元形成连接

提供无线电源和监控的皮肤贴片

植入的神经颗粒、网或链

人工海马体

嵌入式微处理器和存储芯片

神经颗粒

科学家们正在开发一种技术，其中数以万计的"神经颗粒"各自独立地与一个神经元连接，并将数据发送到头皮上的一个电子贴片上。

蓄电池提供恒定电流

刺激脑活动

阳极经颅直流电刺激利用正电流加速神经细胞的活动。皮肤电极的位置决定了哪些脑区被唤醒。测试表明，即使在电流停止后，这种影响也会持续下去。

记忆芯片

电子设备可以通过增加更多的内存来扩展能力，通常是以微芯片的形式。人脑也可以进行类似的升级。接收、存储和发送数据的微型设备正被做成超细网、链和颗粒的形式。将其植入大脑皮层表面或内部，可与单个神经细胞建立联系，并帮助这些神经细胞思考和记忆。芯片可以促进海马体的记忆功能，比如长期记忆。

全球脑

万维网的公开使用始于1991年。现在，开发一个可以让脑与云连接的系统已成为可能。

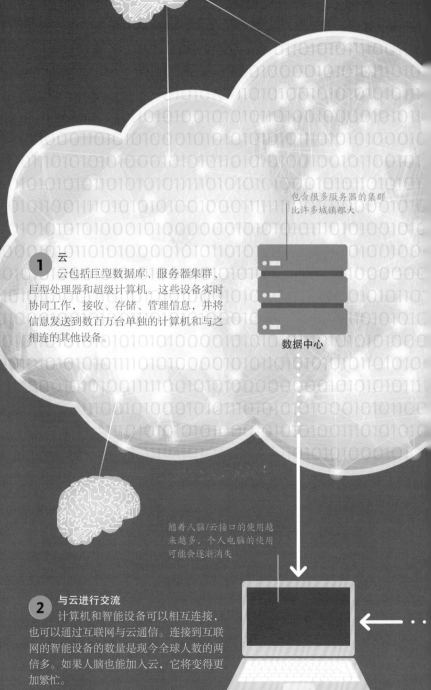

人脑/云接口（B/CI）

科技快速发展，人们正在竞相尝试使用人脑/云接口将人脑连接到庞大的云电子网络中。一个人最终可能获得大量的人类和电子的知识，但尚需接受许多挑战。例如，必须控制数据传输的速度，否则传入的信息可能会过多，使我们的意识完全超载。因此，必须从一开始，保护每个人的脑。

设计上的挑战

设计一个人脑/云接口涉及许多关键要素：与人脑本身的连接、将人脑的神经活动无线传输到本地计算机网络的方法以及建立该网络与云交互的方法。

包含很多服务器的集群比许多城镇都大

1 云

云包括巨型数据库、服务器集群、巨型处理器和超级计算机。这些设备实时协同工作，接收、存储、管理信息，并将信息发送到数百万台单独的计算机和与之相连的其他设备。

数据中心

随着人脑/云接口的使用越来越多，个人电脑的使用可能会逐渐消失

什么是云？

云是一个巨大的、遍及全球的、由主要电子设备交织而成的网络。通过云，软件和服务可以在因特网上运行，而不仅仅局限于个人计算机。

2 与云进行交流

计算机和智能设备可以相互连接，也可以通过互联网与云通信。连接到互联网的智能设备的数量是现今全球人数的两倍多。如果人脑也能加入云，它将变得更加繁忙。

云访问

决定让哪些人的大脑与云相连接引发了很多社会和经济问题。其未来的应用可能包括提高医疗诊断的准确性。但同时，需要考虑这样一个问题：谁可以首先使用这项技术？是那些需要它的人、还是能够最大限度开发它的人，抑或是那些有能力支付费用的人？

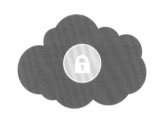

神经机器人

伸缩臂起着天线的作用

大脑纳米机器人
植入大脑皮层的神经机器人，可借助自身的微定位导引在血管中穿行，充当着传送器和接收器之间的媒介。

植入物可以将脑的不同区域连接起来，也可以将脑的区域与（人机）界面相连

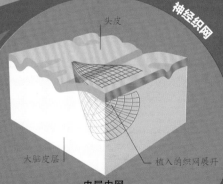

神经织网

头皮

大脑皮层

植入的织网展开

皮层内网
神经织网是一个电极的超细网状结构，这些电极形成了一个数据的收集和分散区域。它也可以用作无线天线。

③ 神经植入物
当前一些技术竞争激烈，以实现早期形式的人脑/云接口。这些技术包括神经织网、各种类型的纳米机器人和被称为神经尘埃的亚纳米颗粒。神经尘埃允许通过体内由超声波供电的微型植入式设备与人脑进行无线通信。

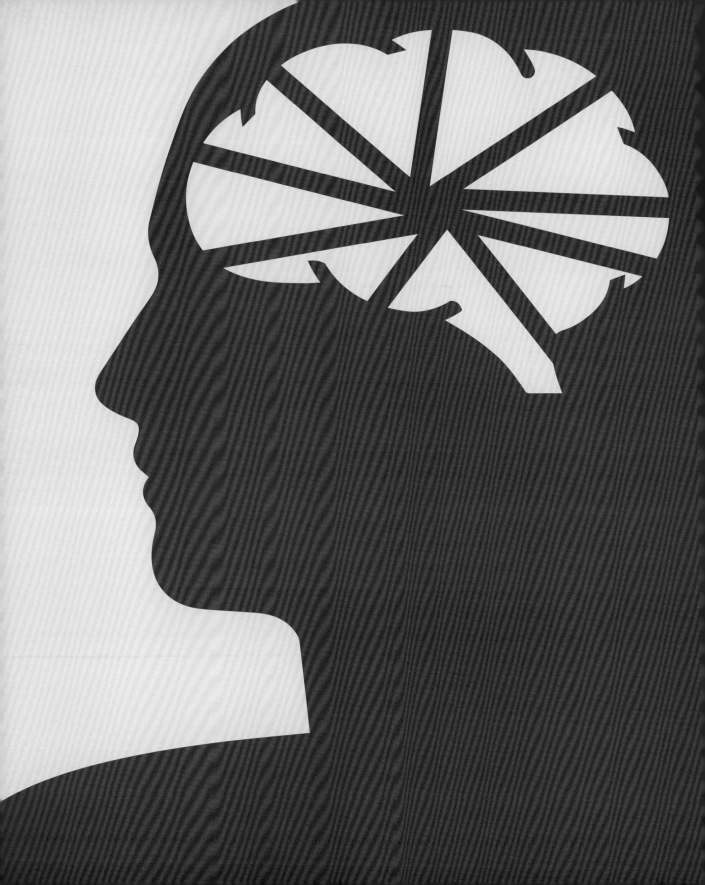

脑的疾病

头痛和偏头痛

头痛可分为钝痛、剧痛或搏动性痛，其发病可急可缓，持续时间短则一小时内，长则几天。偏头痛患者有严重的头痛发作，通常伴有感觉障碍、恶心和呕吐。

有多种原因可导致头痛。最常见的是紧张性头痛，在这种情况下，疼痛往往是持续的，疼痛部位于前额或头部更广泛的区域。它可能伴随着眼睛后面的压力感和/或头部周围的紧绷感。紧张性头痛通常是由压力引起的，压力会引起颈部和头皮肌肉的紧张。有人认为，肌肉的紧张又反过来刺激这些区域的疼痛感受器，后者向感觉皮层发送疼痛信号，导致头痛。另一种形式的头痛是丛集性头痛，包括持续时间相对较短的严重疼痛发作。

阳穴或一侧头部，疼痛区域可以在发作时转移。偏头痛通常包括四个阶段，其强度和持续时间各不相同（见下文）。其根本原因尚不清楚，但研究表明，这可能是由于脑中神经元活动激增，最终刺激感觉皮层，导致疼痛。偏头痛的诱因包括情绪冲击或压力；疲倦或睡眠不足；误食某些食物，如奶酪或巧克力；脱水；激素变化（对许多女性来说，偏头痛与月经有关）；天气变化或闷热的气候。

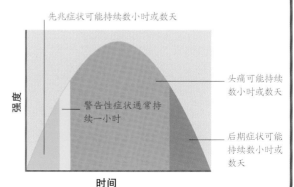

偏头痛的发生途径
当偏头痛正在发作时，起源于脑膜的疼痛信号被传递到神经核，然后通过下丘脑和丘脑传递到皮层的各个区域。

偏头痛

偏头痛通常发生于一侧眼区、太

偏头痛是遗传性疾病吗？

偏头痛常在家族中发生。某些基因结合在一起会增加偏头痛的发病率，但偏头痛的发生也涉及一些环境因素，如压力或激素。

偏头痛发作

偏头痛的发作可能始于早期的先兆症状，包括焦虑、情绪变化、疲劳或精力过剩。之后，有时会出现一些警告性症状，包括：闪光[1]和其他视觉扭曲；僵硬、刺痛或麻木；说话困难，协调性变差。偏头痛的主要阶段包括：剧烈的搏动性头痛，可由于运动、恶心和/或呕吐加重；不喜欢明亮的光线或响亮的噪声。其后期通常伴随着疲劳、注意力不集中和持续性易被激怒。

先兆症状可能持续数小时或数天

头痛可能持续数小时或数天

警告性症状通常持续一小时

后期症状可能持续数小时或数天

强度

时间

1　译者注：眼睛闪光
　　是偏头痛的先兆症
　　状之一

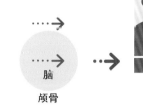

头部受伤

头部轻微震荡或仅头皮受伤不会造成长期后果。然而，脑部的伤害可能是极其严重且致命的。

如果头皮和颅骨都被穿透，可能会对脑造成直接伤害。而脑的间接伤害是由于头部受到打击但并未伤及颅骨所致。在这两种情况下，头部损伤都会导致血管破裂和脑出血。轻微的头部损伤通常只产生轻微的、短暂的症状，如瘀伤。但在某些情况下，可能出现脑震荡而导致意识混乱、头晕和视力模糊，这些症状可能会持续几天，之后也可能出现健忘症这样的后遗症。反复的脑震荡会导致可被检测到的脑损伤，如认知能力受损、震颤和癫痫。

严重的头部损伤会导致无知觉状态或昏迷，通常还会导致脑损伤。在非致命病例中，脑损伤的后果可能包括身体虚弱、瘫痪、记忆力下降和/或注意力不集中、智力障碍，甚至人格改变。这种影响有可能是长期的或永久的。

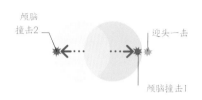

1 快速移动
当一个人快速移动时，例如骑自行车或坐汽车时，头骨和脑的移动速度是相同的。

颅脑撞击2　迎头一击

颅脑撞击1

2 突然停止
在受到撞击时，脑撞击到颅骨前部，随后反弹，并在撞击到颅骨后部时受到二次伤害。

癫痫

癫痫是一种脑功能紊乱，其严重程度从轻微到危及生命。在癫痫发作中，由于脑中电活动异常，可出现反复发作或是意识的改变。

癫痫发作的类型大约有60种

癫痫的病因通常是未知的，但在某些病例中，可能是由脑部疾病，如肿瘤或脓肿、头部损伤、中风或化学失衡所致。癫痫发作可能是全身性的，也可能是部分性的，这取决于脑受异常电活动影响的程度。癫痫有几种类型。癫痫大发作时（强直阵挛），在患者的四肢和身体开始不受控制地抖动之前，身体通常会持续僵硬几分钟。在癫痫小发作时，尽管肌力被保留，但患者常会失去意识。

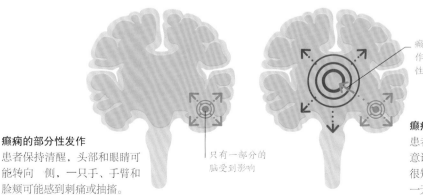

脑的大部分或全部受到影响

癫痫的部分性发作可能变成全身性发作

癫痫的部分性发作
患者保持清醒，头部和眼睛可能转向一侧，一只手、手臂和脸颊可能感到刺痛或抽搐。

只有一部分的脑受到影响

癫痫的全身性发作
患者可能变得没有知觉或失去意识。全身性癫痫的发作时间很短，但可能很快再次发作或一天发作几次。

脑膜炎和脑炎

脑膜炎和脑炎是主要由感染引起的炎症性疾病。两者都会产生如突然发烧、颈部僵硬、对光线敏感、头痛、困倦、呕吐、精神错乱和癫痫发作等症状。

脑膜炎是脑膜的感染，脑膜是保护脑和脊髓的膜，含有流经整个神经系统的脑脊液。当感染导致这些膜肿胀时，炎症最终会影响身体的每个部位。尽管任何年龄的人都可能发生脑膜炎，但免疫系统发育不全的幼儿是最危险的。脑膜炎的主要原因是微生物进入人体，可能是以细菌的形式进入，这样会导致败血症；也可能是以病毒或真菌感染的形式进入人体。然而，某些药物，如麻醉剂，也含有可刺激脑膜的物质，从而引起脑膜炎。

脑炎

脑炎是由于感染或免疫系统错误地攻击脑而引起的脑本身的炎症。任何年龄段的人都可能患上脑炎。脑炎会导致严重的症状，如肌肉无力、突发性痴呆、意识丧失、癫痫发作，甚至死亡。

100万
全球每年受脑膜炎影响的人数

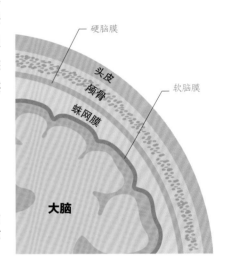

硬脑膜

头皮
颅骨
蛛网膜

软脑膜

大脑

感染部位
脑膜包含外层的硬膜、中层的蛛网膜和内层的软脑膜。在所有形式的脑膜炎中，它们都会发炎并损害脑功能。

脑脓肿

脑脓肿又称大脑脓肿，是指脑内充满脓液并肿胀，通常是感染或严重的头部损伤导致细菌或真菌进入脑组织所致。

脑脓肿的症状可能发展得较为缓慢，但也可能发展迅速。这些症状包括止痛药无法缓解的局部头痛、肌肉无力和口齿不清等神经系统问题、精神状态改变、体温升高、癫痫、恶心、脖子僵硬和视力变化。

脑脓肿通常由颅骨另一部分的感染引起，如耳朵感染或鼻窦炎；或身体另一部分的感染，如通过血液传播的肺炎感染；或外伤，如颅骨裂开的严重损伤。脑脓肿的评估和诊断是通过血液检查、CT或MRI扫描来完成的。药物和手术是最常见的治疗方式。

先天性心脏病

脑脓肿也可能是一组先天性（出生时即患病）紫绀性心脏病的罕见并发症。这种疾病会导致心脏和肺部的血液流动异常，使氧合不足的血液在体内循环。这种缺氧的血液使患儿的皮肤呈蓝色，或发绀，严重限制了他们的体力活动。

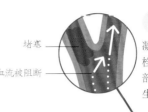

短暂性脑缺血发作（TIA）

短暂性脑缺血发作（TIA）类似于中风（见下义），当脑的血液供应被中断时就会发生中风。然而，与中风不同，短暂性脑缺血发作只持续很短的时间。

短暂性脑缺血发作常被称为"小中风"，可作为一种警告信号。短暂性脑缺血发作的症状通常在一小时内消失，类似于中风早期的症状。症状包括突然感觉虚弱、瘫痪或面部、手臂、腿部麻木，通常出现在身体的一侧；言语含糊，难以理解他人；失明或复视；头晕；失去平衡或协调性；突然出现原因不明的严重头痛。根据所涉及的脑区域的不同，其症状也可能相似或不同。

寻求治疗

短暂性脑缺血发作通常发生在中风前数小时或数天，因此短暂性脑缺血后应立即就医。大约三分之一短暂性脑缺血发作的人会出现中风，其中大约一半会在短暂性脑缺血最初发作后的一年内发生（中风）。

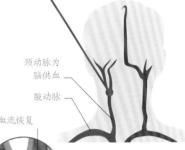

1 暂时的堵塞
当某些血液成分凝结时，就会产生血栓。其触发因素包括头部受伤、高海拔或不良生活方式。

颈动脉为脑供血
脑动脉

2 疏通堵塞
采用药物稀释血液或手术清除血栓，可以缓解阻塞，使血液正常流动。

中风和出血

中风是一种危及生命的疾病，发生于脑的血液供应被切断时。中风主要有两种类型：缺血性中风和出血性中风，每种类型都以不同的方式影响着脑。

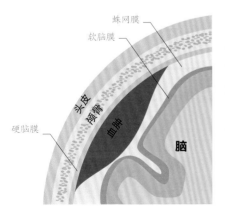

硬膜下血肿（出血）
脑的保护性外层脑膜之间的出血会形成凝块，对脑施加压力，导致中风。

如果脑的血液供应减少或中断，脑组织就会失去氧气和营养。当这种情况发生时，脑细胞在几分钟内就开始死亡。中风可能是由缺血性的阻塞引起的，阻塞通常由血栓导致；也有可能是血液溢出到脑或其周围组织（出血性），这通常是血管或动脉破裂的结果。

中风的症状包括说话含糊不清；面部、手臂、腿部瘫痪（下垂）或麻木，但通常只发生在身体的一侧；只眼或双眼视力不好；突然的剧烈头痛、头晕和失去协调性。

在美国，每40秒就有一个人中风

脑内的血液

脑出血可由血管内形成动脉瘤的薄弱点引起，也可由血管凸起处的破裂引起，这种破裂常常是由于高血压导致的。如果脑出血发生在脑周围的两层内膜之间，就叫作蛛网膜下腔出血。脑组织内出血（脑出血）的原因包括损伤、肿瘤或一些药物的使用。

脑瘤

脑瘤是脑细胞以不正常的方式繁殖引起的。脑瘤可以发生在脑的任何部位，从脑和颅骨之间的颅内空间，到脑的内部均可发生。脑瘤可以是良性的，也可以是恶性的，其治疗方式也因其良性和恶性而不同。

脑瘤的类型大约有130种，依据肿瘤的类型或其生长的区域分类。有些脑瘤的生长需要几年的时间，但另一些就生长得更快，其恶性程度也更强。脑瘤可以发生在人的任何年龄或生命阶段，其症状和体征各不相同。

大约24%的脑瘤发生于脑膜，脑膜是包围和保护脑和脊髓的膜。如果发现得早，往往更容易治疗。大约10%的脑瘤发生在脑垂体或松果体。

儿童的情况略有不同。大约60%的儿童脑瘤发生于小脑或脑干，仅有40%的儿童脑瘤发生于大脑。

脑瘤的位置和类型

成年人最常见的脑瘤位于大脑。

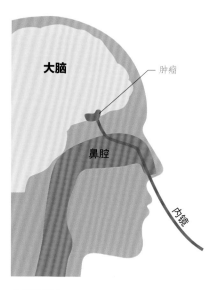

经鼻脑手术
外科医生现在可以通过鼻子对一些脑瘤进行手术。这比将大脑暴露在外的开颅手术创伤小得多。

（图中标注：大脑、肿瘤、鼻腔、内镜）

痴呆

痴呆是一个术语，用于描述一组与神经功能下降有关的疾病，通常发生在65岁以上的成年人身上。痴呆也有很多不同的类型。

无论由于流向脑的血液减少、蛋白质沉积的累积，还是其他形式的损伤，所有形式的痴呆都是一种进行性疾病。其症状通常包括轻度健忘，这种轻度健忘可能演变成冷漠或抑郁、社交能力下降及情绪失控。

在痴呆症的后期，患者可能失去同情心或感同身受的能力，也可能丧失日常活动的能力。患有痴呆症的人常常变得非常困惑，不认识所爱的人，也不知道他们在哪里。他们可能产生幻觉和语言障碍；在做一些基本活动时也需要别人的帮助，比如进食或穿衣。

痴呆症的诊断

虽然目前痴呆症没有治愈方法，但早期诊断和治疗可以减缓神经衰退的速度。脑部扫描可突出显示一个人的脑中受影响最大的区域，其扫描结果可作为调整治疗方法的依据。阿尔茨海默病最易受影响的区域是大脑皮层。脑的这一部分包括海马体，后者是新的记忆形成的地方。

痴呆的常见原因
痴呆症可以由各种疾病引起。这里列出了一些最常见的
阿尔茨海默病
阿尔茨海默病是一种进行性疾病，一种被称为斑块的蛋白质体会损害患者的脑
血管性痴呆
脑血流受损，如中风引起的脑血流受损，会导致脑功能下降
路易体痴呆
脑神经细胞中的蛋白质沉积可影响思维、记忆和运动控制
额颞痴呆
发生于脑前部和侧面的一种痴呆形式，患者的行为和语言能力受损
帕金森病
大多数帕金森病患者会发展为被认为与路易体有关的痴呆症
克雅氏病
克雅氏病是罕见但发展迅速且致命的疾病，是由一种叫作朊病毒的传染性蛋白质引起的

帕金森病

帕金森病是继阿尔兹海默病后第二常见的退行性疾病，是一种神经系统疾病，通过破坏位于脑干最上部的黑质中产生多巴胺的细胞来影响患者的运动和活动。

手术能治疗帕金森病吗？

深部脑刺激（DBS）是指在患者的脑中植入电极。它能够控制帕金森病运动症状，但不能治愈。

帕金森病起病缓慢，发病有时始于一只手开始轻微震颤。其他症状包括肌肉僵硬、说话含糊不清及行动普遍减慢。在帕金森病的早期，通常仅一侧身体受到影响；但当80%的黑质死亡时，就会出现严重的残疾。晚期患者需要人协助才能进行所有的日常生活。帕金森病主要发生在60岁或以上的成年人，男性患者多于女性患者。

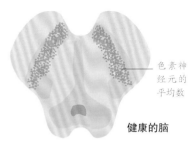

色素神经元的平均数

健康的脑

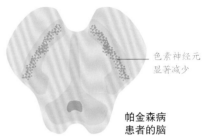

色素神经元显著减少

帕金森病患者的脑

黑质的改变
帕金森病患者脑内黑质的改变影响了黑质的神经细胞，黑质是神经递质多巴胺产生的地方。随着黑质中神经细胞的死亡，多巴胺水平下降，减弱了患者的运动控制能力。

亨廷顿病

亨廷顿病是一种由基因突变引起的进行性脑疾病。其早期症状包括易怒、抑郁、不自主运动、协调性差、决策或学习新信息困难。

亨廷顿病最常见的类型是成人型亨廷顿病，通常发生于三四十岁的人群中。每10万名欧洲血统的人群中，有3～7人患亨廷顿病。发生于儿童或青少年的亨廷顿病较为罕见，一旦发生，会导致患者的行动问题，以及心理和情绪的变化。

青少年亨廷顿病的其他症状包括动作迟缓、笨拙、经常跌倒、僵硬、说话含糊和流口水。同时，患者的思维和推理能力受损，影响其在学校的表现。此外，30%～50%的患儿会发生癫痫发作。青少年亨廷顿病进展十分迅速。

亨廷顿舞蹈病

许多亨廷顿病患者会出现被称为舞蹈病的不自主抽搐运动，随着疾病的发展，这种情况会变得更加明显。他们可能会出现行走、说话和吞咽困难，也可能经历人格变化和思维处理能力下降。成人亨廷顿病患者的预期寿命是其症状开始后的15～20年。

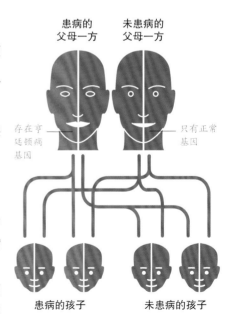

患病的父母一方　未患病的父母一方

存在亨廷顿病基因　只有正常基因

患病的孩子　未患病的孩子

遗传的类型
亨廷顿病属于遗传性疾病。当一个有缺陷的基因从患病的父母身上遗传下来时就会导致孩子也患病。

多发性硬化症

多发性硬化症（MS）是一种同时影响脑和脊髓的疾病。有人认为，这是由于人体免疫系统误伤了保护性神经鞘所致。

由蛋白质和脂肪组成的髓鞘细胞包绕着中枢神经系统的神经元，使信息能够在脑和身体其他部分之间快速而平稳地传递。当多发性硬化症发生时，通常抵抗感染和炎症的免疫系统似乎把髓鞘误认为异物，用巨噬细胞攻击髓鞘，破坏髓鞘并将其剥离。这种作用留下的瘢痕或斑块破坏了正常情况下沿神经纤维或轴突传递的脉冲。神经信息的传递变慢、扭曲或根本无法传递。

多发性硬化症可能发生在任何年龄，但通常发生于二三十岁的青年。其早期症状包括头晕、视力改变和肌肉无力。而在疾病后期，患者的语言、行动和认知功能可能受到影响。多发性硬化症是进行性疾病，可导致患者残疾。

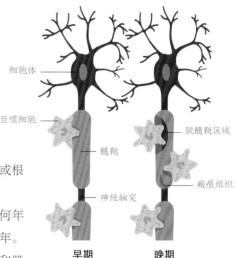

巨噬细胞的数量和多发性硬化症的分期
当多发性硬化症刚开始发病时，巨噬细胞会清除受损组织，有助于修复受损组织。然而，在疾病后期，巨噬细胞的数量增加，实际上加速了髓鞘的丢失，加剧了症状的严重性。

运动神经元病

运动神经元病（MND）是一个概括性术语，用来描述一组影响运动神经元的情况。运动神经元就是脑和脊髓中的神经，其作用是告诉身体所有的肌肉该做什么。

遗传、环境和生活方式被认为是导致运动神经元疾病发生的因素。有研究对接触重金属或农用化学品、电气或机械创伤、服兵役或过度运动等在运动神经元疾病发生中的作用进行调查，结果并不一致。然而，有些类型的运动神经元疾病确有遗传基础。进行性延髓萎缩（也被称为肯尼迪病）是一种基因突变的结果，主要影响男性。肯尼迪病特别损害球状的下脑干，后者包含控制面部和喉咙肌肉的神经元。

不管是什么原因导致的，大多数类型的运动神经元病都会引起包括全身肌肉无力和消瘦、抽筋、吞咽困难、进行性失语和四肢无力等症状。其诊断包括核磁共振扫描、肌肉活检、血液和尿液检查。虽然目前没有治愈运动神经元疾病的方法，但可通过控制症状来提高患者的生活质量。

物理学家史蒂芬·霍金在被诊断出患有运动神经元病后活了55年

脊髓束
不同形式的运动神经元疾病涉及位于不同部位的神经束，这些神经束可位于脊髓的背角、侧角和腹角。

背角（后角）的神经将感觉信号从身体传递到脑

侧角神经控制内脏

腹（前）角神经控制骨骼肌

图例
- 上行束携带感觉信号
- 下行束控制躯干和四肢

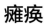

瘫痪

瘫痪的主要症状是失去对身体某一部位运动的主动控制。瘫痪是按受影响的身体部位进行分类的。有时只有一块肌肉或一个小肌肉群受到影响，但也可能出现全身瘫痪，导致运动功能完全丧失。瘫痪可以是间歇性的，也可以是永久性的。

瘫痪可能影响身体的任何部位，包括面部、手、一只手臂或腿（单瘫）、身体的一侧（偏瘫）、双腿（截瘫），以及双臂和双腿（四肢瘫）。身体也可能因偶尔的肌肉痉挛而变得僵硬或僵直（痉挛性瘫痪），或因松弛而出现松弛性瘫痪。

瘫痪的主要原因

瘫痪可以由损伤引起，也可以由许多不同的疾病引起，每种疾病都需要专业的评估。中风或短暂性缺血发作可导致面部一侧肌肉突然无力、单臂无力或说话含糊不清。贝尔麻痹是一种突发性的虚弱，患者一侧的脸部受到影响，同时伴有耳痛或面部疼痛。

此外，严重的头部或脊髓损伤可引发瘫痪，而多发性硬化症或重症肌无力（一种影响神经和骨骼肌连接的疾病）可导致面部、手臂或腿部反复虚弱无力。瘫痪的其他原因包括脑瘤、格林-巴利综合征、脑瘫和脊柱

> ### 瘫痪最常见的原因是什么？
>
> 在美国，瘫痪最常见的诱因是中风，其次是脊髓损伤和多发性硬化症。

裂。蜱传莱姆病导致的瘫痪可能在最初的蜱虫叮咬几周、几个月或几年后发病。

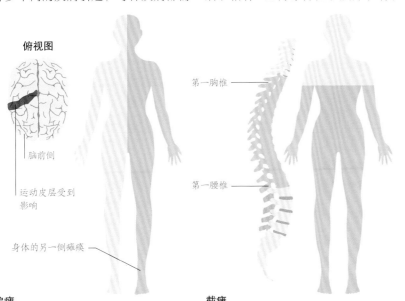

俯视图

脑前侧

运动皮层受到影响

身体的另一侧瘫痪

第一胸椎

第一腰椎

偏瘫
身体的一侧受到影响的瘫痪，常常被认为是影响运动皮层的中风或脑瘤所致的。此外，脑外伤也可能引起偏瘫。

截瘫
截瘫是指影响腿部或部分躯干的瘫痪，通常由脊髓损伤所致，但也可能是由于创伤性脑损伤或是脊椎、脑瘤、脊柱裂等疾病引起的。

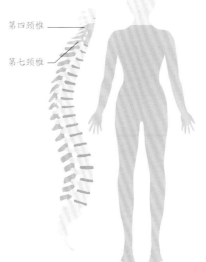

第四颈椎

第七颈椎

四肢麻痹
也被称为四肢瘫痪。在这种情况下，胳膊和腿，以及颈部以下的身体部分或完全瘫痪。四肢瘫痪通常是由于颈下部骨折所致的。

唐氏综合征

唐氏综合征是由于在异常的细胞分裂中，一条染色体被随机多复制了一条所致的。唐氏综合征影响患者的身心发育。患有这种疾病的婴儿从婴儿早期就出现明显的面部特征和发育迟缓。

唐氏综合征也称为21三体综合征，因为在该疾病中，患者的21号染色体有3个拷贝。在小鼠身上进行的实验表明，这条多余染色体的存在扰乱了参与记忆和学习的脑回路（主要在海马体）的功能。唐氏综合征发生在孩子身上的概率随着母亲怀孕年龄的增长而增加。

每个唐氏综合征患儿都存在一定程度的学习障碍。某些健康问题，如心脏病、听力和视力问题，在唐氏综合征患者中更为常见。

筛查检测

产前检查，如血液检查和超声波检查，有助于预测孩子是否有唐氏综合征的风险。如果风险很高，可以进行两项诊断检查：绒毛膜取样和羊水穿刺，分析胎儿细胞和羊水，以检测染色体是否出现异常。

正常的染色体组和21三体染色体组
两个染色体核型或全套染色体的照片显示，一个正常男性有两条21号染色体，而一个患唐氏综合征的男性有3条21号染色体。

正常的染色体核型

21三体综合征患者的染色体核型

脑瘫

脑瘫（CP）是指一组损害运动、协调性和认知的疾病。脑瘫是最常见的儿童运动障碍，其定义较广，分为先天性脑瘫和获得性脑瘫。

大多数患儿均为先天性脑瘫，这种情况是由于出生前或出生时脑受到损伤所致的，比如分娩困难导致的脑缺氧。然而，脑部感染或严重的头部损伤，也会在出生28天或之后导致获得性脑瘫。

脑瘫症状的性质取决于脑损伤的位置，但损伤通常位于控制运动的运动皮层。其症状和严重程度差别很大，可随着婴儿的发育变得更加明显。在新生儿中，许多脑瘫的症状甚至不明显。但有些脑瘫儿童的行动能力、语言和智力受损，可能需要坐轮椅，或日常活动需要帮助。其他可能的症状包括身体软弱无力或僵硬、四肢无力或行走困难。依据脑瘫的类型和治疗方式，患者的寿命范围为30~70岁。

脑瘫的类型

脑瘫的分类依据受影响的运动障碍，下面列出了几种类型

痉挛性（双瘫）脑瘫
这种类型的患者身体很僵硬，四肢和肌肉都不能放松，他们可能用脚趾或双腿向内走路

手足徐动型（不随意运动型）脑瘫
这种类型的患者不能控制身体的多个部位，导致其做出不自觉的扭动或抽搐的动作

共济失调性脑瘫
患者的协调能力受到影响，在使用诸如写作等精细运动技能时，常失去对肌肉的主动控制

混合性脑瘫
混合性脑瘫是由于脑中的几个运动控制中心受损而引起的脑瘫类型

脑积水

　　脑积水是指脑内液体的异常积累，会损害脑组织。脑积水是由脑脊液过多或脑脊液不正常排出引起的。成人的两种发病形式是获得性和常压性脑积水，这种病也可发生于儿童。

　　获得性脑积水是由中风、脑出血、脑肿瘤或脑膜炎后的脑损伤引起的。在这种情况下，扩大的脑腔中充满过量的脑脊液（CSF）或脑脊液被重新吸收到血液中的脑脊液堵塞区。

　　主要症状通常是头痛、恶心、视力模糊和意识混乱。在儿童中，早产、脑出血或脊柱裂后会导致脑积水。在婴儿和幼儿中，脑积水的症状包括头部肿胀，但在较大的儿童中，这种疾病可能表现为严重的头痛。压力造成的伤害会导致发育性技能的丧失，比如不会走路和说话。

其他类型脑积水的原因

　　常压性脑积水的原因通常是未知的，但可能是由于潜在的疾病，如心脏病或高胆固醇所致的。

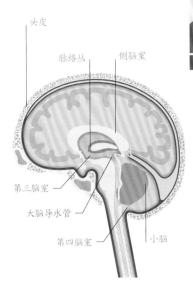

脑内的液体
脑脊液是由一种称为脉络丛的内衬脑室的细胞膜或腔产生的。如果不被重新吸收，脑脊液会施压于脑，导致症状。

嗜睡症

　　嗜睡症是一种罕见的、长期的神经系统疾病，其特征是突然发作的睡眠障碍。患者无法调节正常的睡眠和清醒模式。

　　嗜睡症通常开始于青春期左右，男女都可能发病。其症状包括白天过度困倦和突然入睡，有时做了一件事，却没有相关记忆。这种情况可能包括睡眠瘫痪，即一种暂时无法移动或说话的状态，且伴随着可怕的噩梦。嗜睡症的常见副作用是睡眠剥夺（睡眠不足）。

猝倒

　　约60%的患者被归类为1型嗜睡

下丘脑分泌素系统

嗜睡症可能是由下丘脑分泌素水平异常降低引起的，下丘脑分泌素是由下丘脑细胞分泌的。一旦下丘脑分泌素被释放，便可向脑中控制觉醒状态的神经元发出信号。

症，这意味着他们会猝倒。一个猝倒的人在面对诸如狂喜、愤怒或疼痛等强烈情绪时，肌肉控制力会减弱。患者的意识没有丧失，但可能会因为肌肉张力丧失而突然倒下，且通常无法说话或移动。

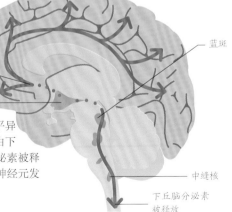

情绪反应（如大笑）可引发猝倒

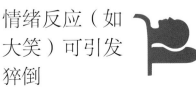

昏迷

昏迷是一种长期的深度无意识状态，可因受伤或对某种疾病的治疗引起。昏迷的病人（对刺激）无反应，看起来像是睡着了。然而，与深度睡眠不同的是，昏迷中的人不能被任何刺激（包括疼痛）唤醒。

昏迷主要是头部伤害引起的脑损伤所致的。脑损伤常常导致肿胀，进而使脑的压力增加，损害网状激活系统，而网状激活系统是脑中负责觉醒和意识的部分。脑出血、缺氧、感染、过量用药、化学失衡或毒素积聚也会引起昏迷，各种疾病的副作用也会引发昏迷。糖尿病患者会出现暂时性和可逆性的昏迷，例如，当血糖水平过高或过低时。超过50%的昏迷与头部创伤或脑循环系统紊乱有关。

治疗

昏迷的治疗取决于具体的病因，但一般都需要支持性措施。昏迷的病人被安置在重症监护室，在情况好转之前，他们通常需要完全的生命支持。

抑郁

抑郁症不仅仅是感到不快乐，还包括持续的悲伤、绝望和冷漠，同时伴随着睡眠障碍、疲劳和食欲的变化。

抑郁症以不同的方式和程度作用于不同的人。其症状从轻到重（重症有时被称为"临床抑郁症"），症状的范围可从持续的不快乐、易哭、对正常活动失去兴趣到无法进行日常生活和产生自杀念头。

身体的症状

抑郁症和焦虑往往是同时发生的。这种疾病还可能导致一些身体症状，如持续疲劳、失眠或过度睡眠、体重减轻或增加、性冲动丧失和身体疼痛。

尽管抑郁症的发生有多种原因，但它确实是一种疾病，可以影响一个人生活的方方面面。有十分之一的人在他们生活的某个阶段出现抑郁症，而且抑郁症也会影响儿童和青少年。根据其严重程度，治疗可能包括药物和心理治疗。

外部因素

贫穷和债务

人际关系问题

压力

怀孕和生孩子

酗酒和毒品

内部原因
个性特征
童年的一些经历
家族史
长期健康问题

孤独

丧亲

霸凌

工作问题

抑郁症的原因
压力性的生活事件可能是抑郁症的外部诱因。这些因素与包括家族史在内的内部原因相互作用。

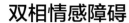

双相情感障碍

　　双相情感障碍以前被称为躁郁症，是一种以过度兴奋和抑郁交替出现为特征的精神状态。在这种状态下，一个人的情绪突然从一个极端转向另一个极端。

　　双相情感障碍患者情绪波动很大。患有这种疾病的人也可能有"正常"的情绪。然而，这些情绪模式并不总是相同的；有些人可能会经历从高到低的快速循环，或是一种混合状态。双相情感障碍的治疗包括降低其严重程度及减少相互对立的情感发作的次数，使患者尽可能过正常的生活。使用可作为情绪稳定剂的药物、识别触发原因和警告信号、进行认知行为疗法等心理治疗和提供生活方式建议都被用于治疗双相情感障碍患者。当这些治疗有效时，患者的发作通常可在数月内得到改善。

双相情感障碍的不同时期
患者通常会经历一段狂躁或轻躁狂的高情感水平时期，然后是一个平静的平衡阶段，接着是轻微或极度抑郁的时期。

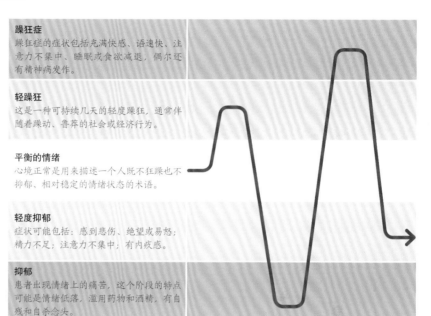

躁狂症
躁狂症的症状包括充满快感、语速快、注意力不集中、睡眠或食欲减退，偶尔还有精神病发作。

轻躁狂
这是一种可持续几天的轻度躁狂，通常伴随着躁动、鲁莽的社会或经济行为。

平衡的情绪
心境正常是用来描述一个人既不狂躁也不抑郁、相对稳定的情绪状态的术语。

轻度抑郁
症状可能包括：感到悲伤、绝望或易怒；精力不足；注意力不集中；有内疚感。

抑郁
患者出现情绪上的痛苦，这个阶段的特点可能是情绪低落，滥用药物和酒精，有自残和自杀念头。

季节性情感障碍

　　季节性情感障碍（SAD），是一种呈现季节性反复发作的抑郁症。它有时被称为"冬季抑郁症"，即症状通常在冬季更为严重。

　　导致季节性情感障碍的确切原因目前还不完全清楚。但对于那些冬季季节性情感障碍患者来说，这通常与暴露在阳光下的时间减少有关，因为这样会限制下丘脑的功能，而下丘脑是控制情绪的脑区域。然而，有些人在温暖的天气开始时会出现症状，这被称为夏季季节性情感障碍。

　　其他可能的原因包括调节睡眠模式的"生物钟"失灵，或者褪黑激素水平过高。其症状包括抑郁，在日常生活中失去快乐、易怒、绝望、有内疚感或无价值的感觉，以及缺乏精力。通过日记记录症状、锻炼、光疗法和参加支持小组是患者可采用的一些自助方法。

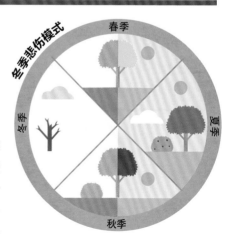

冬季悲伤模式

春季　夏季　秋季　冬季

冬季
症状开始于秋冬之交，表现为精力不足和情绪低落。

夏季
在早春，症状减轻或消失。精力恢复，进入正常的睡眠模式。

焦虑症

焦虑症是一组以强烈的被威胁感和恐惧为特征的精神疾病，包括惊恐发作和对危险的不准确评估。虽然焦虑症有很多类型，但它们通常有相似的症状。

常见的焦虑障碍包括广泛性焦虑障碍、社交焦虑障碍、惊恐障碍和创伤后应激障碍。除恐惧外，身体症状也是由皮质醇和肾上腺素等应激激素水平过高引起的。这些症状包括颤抖、出现睡眠问题、寒冷、出汗、手或脚麻木或刺痛、呼吸急促、心悸、恶心和头晕。

患有广泛焦虑障碍（GAD）的人容易产生强烈的焦虑情绪，而惊恐障碍则是由于对压力的极端身体反应引起的。社交焦虑症患者常常感到担忧，其自我形象过于消极，且感觉自己不断被他人观察和评判。创伤后应激障碍患者有受到威胁的感觉，并不断处于边缘状态，这种症状由亲身经历或目睹创伤事件而触发。

发病原因

影响焦虑症的因素很多，包括环境压力和遗传倾向。如果焦虑症发生在一个家庭中，也可能会影响到家庭成员。有些焦虑症可能与控制恐惧和其他情绪的脑区域的变化有关。

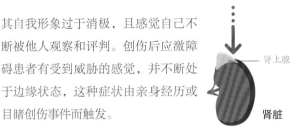

下丘脑

垂体前叶

1 为了应对压力，下丘脑刺激垂体产生促肾上腺皮质激素（ACTH）。

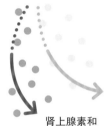

肾上腺

肾脏

2 促肾上腺皮质激素刺激肾上腺产生肾上腺素和皮质醇。

肾上腺素和皮质醇

3 肾上腺素和皮质醇会触发各种生理反应，如心率加快和肌肉张力增加。

常见的恐惧症	
恐惧症	描述
蜘蛛恐惧症	对蜘蛛感到恐惧
飞行恐惧症	对飞行感到恐惧
幽闭恐怖症	对密闭空间感到恐惧
小丑恐惧症	对小丑感到恐惧
不洁恐惧症	对微生物污染感到恐惧
死亡恐惧症	对死亡或死亡的事物感到恐惧
疾病恐惧症	害怕患上某种疾病
晕针症	害怕注射或医疗针

恐惧症

对某一物体、地方、情况、感觉或动物的压倒性的、使人虚弱的恐惧被称为恐惧症。恐惧症会引起极端的反应，并带来不切实际、强烈的危险感。

恐惧症是焦虑症的一种，其特征是对某一特定的触发因素产生过度反应。在某些情况下，仅仅考虑到威胁的情况就会让人感到焦虑，这种情况被称为预期性焦虑。其症状包括头晕、恶心或呕吐、出汗、心悸、呼吸困难和颤抖。恐惧症一般可分为两种主要类型：特异性或单纯性恐惧症和复合性恐惧症。特异性恐惧症仅针对特定的物体、动物、环境或活动。例如恐高症（对高度的恐惧）和恐血症（对血感到恐惧）。引起恐惧症的常见动物是蛇（蛇恐惧症）和蜘蛛（蜘蛛恐惧症）。单纯性恐惧症通常始于儿童或青少年时期，但随着时间的推移，其严重程度往往会降低。

然而，复杂的恐惧症更使人丧失功能。其中包括社交恐惧症或社交焦虑症，这是一种对社交环境的恐惧。

强迫症

强迫症（OCD）是一种常见的心理障碍，可影响男性、女性和儿童。强迫症患者经历反复的侵入性思维，需要一遍又一遍地执行特定的动作，以缓解相关的焦虑。

强迫症可以在任何年龄发作，但通常在成年早期发生。强迫症常常可以追溯到童年或青少年时期发生的创伤事件，并可能源于与特定事件相关的极度的恐惧感、内疚感和责任感。强迫症的强迫性部分是一种被称为侵入性及不愉快的恐惧、思想、想象或冲动，这种侵入会触发焦虑、厌恶或不安的情绪，是患者所不想要的。其强制表现为重复性的行为或信念，以暂时缓解强迫带来的不可忍受的焦虑。药物和认知行为疗法（CBT）都可以用来治疗强迫症。

遗传因素

大约四分之一的强迫症患者有一个患同样疾病的家庭成员，而对双胞胎的研究表明，强迫症可能存在遗传联系。也有人认为强迫症会干扰脑区域的交流，包括与奖赏相关的眶额皮层和与错误检测相关的前扣带回皮层。

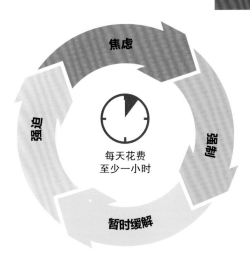

耗费时间的强迫症
侵入性的思想引起的焦虑触发强烈的执行某种仪式的欲望。这种对计数、检查物品、洗手或重复思考顺序的迫切需要可能每天会占用很多个小时。

图雷特综合征

图雷特综合征是一种复杂的神经系统疾病，它使人产生不自主的声音和运动，称为抽动。图雷特综合征几乎都是在儿童时期发展的，通常在两岁以后出现。

图雷特综合征通常发生于童年的早期，但不会晚于15岁。男性患者比女性患者多见。患者身体的抽搐从简单的眨眼、转动眼球、皱眉、耸肩到跳跃、旋转或弯腰。最广为人知的声带抽动、不受控制的咒骂，虽然在现实生活中较为罕见，只在1/10的患者中出现。最常见的声带抽动包括发出咕噜声、咳嗽声或动物叫声。

抽搐会因肌肉劳损而引起疼痛，当一个人感到压力、焦虑或疲劳时，抽搐往往加重。患者的症状会随着时间的推移而改变并可能改善，有时会完全消失。

图雷特综合征患者抽搐前常伴有强烈的感觉，如发痒或打喷嚏的冲动。通过练习，一些患者学会了在学校等社交场合通过这些线索来控制症状。图雷特综合征患者也可能有强迫症或出现学习困难。

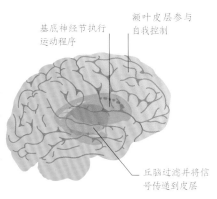

受累的脑区
图雷特氏抽搐被认为是由于神经递质多巴胺的过度分泌，以及与运动有关的脑区域，如额叶皮层、基底节和丘脑的功能障碍所致的。

躯体症状障碍

躯体症状障碍（SSD）的特征是对身体症状的极度关注。这些症状可能与实际诊断有关或无关，然而，患有躯体症状障碍的人真的相信自己病了，他们的痛苦呈现为身体（或"躯体"）症状。

躯体症状障碍与焦虑和抑郁密切相关。其身体表现通常包括疼痛、虚弱和疲劳，而呼吸短促是另一个常见的症状。患者过分担心自己的健康，关注一个或几个症状，即使他们描述的身体问题找不到医学原因。如果发现一个诊断结果，患者会过度关注自己的情况，以至于常常无法正常工作。躯体症状障碍的治疗包括服用抗抑郁药及认知行为疗法（CBT）。

孟乔森综合征

孟乔森综合征是由严重的情绪困扰引起的。它被归类为一种人为的疾病，是一种心理健康疾病。在这种情况下，一个人通过故意捏造症状来假装自己精神或身体出现了疾病。

孟乔森综合征是一种罕见的心理疾病，常发生在有过诸如情感虐待或疾病等创伤性早期生活事件、有人格障碍或对权威人物怀有怨恨的人身上。孟乔森综合征被认为是一种极端的注意力寻求行为。患者可能会讲述戏剧性的故事、谎报症状、故意加重伤口或食入毒素以使症状恶化，甚至改变测试结果和伪造记录。孟乔森综合征在网上有一种新的形式，在这种情况下，患者假装自己患有某种特定类型的疾病，并加入一个为真正的患者提供在线支持的小组。

人为疾病的常见症状

以下是孟乔森综合征和其他人为疾病患者常见的一些症状：

有很长的病史，经常在不同地点住院和拜访多位医生

对所报告的疾病及一般医学实践有广泛的教科书知识

愿意接受医学检查、调查甚至手术

不愿意让医务人员联系朋友和家人，住院时很少有访客

身上有多次手术留下的瘢痕或手术操作的痕迹

在无明显原因的情况下病情发生恶化，或对标准疗法没有预期的效果

代理性孟乔森综合征

代理性孟乔森综合征是一种人为疾病，指护理人员编造或诱发在其控制下的人出现的疾病或伤害症状。代理性孟乔森综合征也被认为是一种身体和精神虐待，通常是由父母对年幼的儿童施以虐待，但有时是在照料者的控制下对其他易受伤害的人施以虐待，例如由儿子或女儿照料的年迈父母。

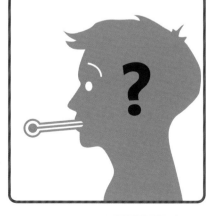

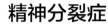

精神分裂症

精神分裂症是一种精神健康障碍，其症状包括妄想、视觉或听觉幻觉。这是一种精神病，意味着患者无法区分幻想和现实。

精神分裂症是一种难以评估的疾病。其诊断包括对情绪和认知行为的检查，并通过出现两个或两个以上持续时间超过30天的症状来进行确诊。这些症状包括言语或行为紊乱、紧张、妄想或幻觉，以及诸如缺乏情绪或言语等"负面症状"。精神分裂症有很多种，每种都有不同的症状。偏执型精神分裂症患者过分怀疑他人的动机，并相信有人对他们耍阴谋。紧张型精神分裂症患者可能会在情绪上退缩到看起来瘫痪的程度；而无组织的精神分裂症则包括反应平淡或不当，以及无法进行日常生活。

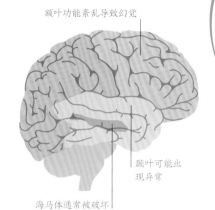

额叶功能紊乱导致幻觉

颞叶可能出现异常

海马体通常被破坏

结构异常
与正常人相比，精神分裂症患者的脑在特定区域如额叶和颞叶显示出结构差异。同时，精神分裂症患者的脑中灰质也更少，这会影响患者的情绪调节、运动控制和感觉知觉。

精神分裂症患者有分裂的性格吗?

精神分裂症这个词的意思是"精神分裂"。患有这种疾病的人没有多重人格，而是与真实的事物隔绝。

1.1%
全世界成人精神分裂症患者的大约百分比

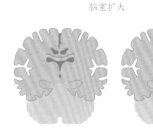

脑组织减少导致脑室扩大

健康的脑　　精神分裂症患者的脑

脑组织丢失
一些精神分裂症患者由于周围脑组织的减少，脑室（脑内充满液体的空腔）增大。

精神分裂症的原因

尽管经过多年的研究，人们仍然不清楚精神分裂症的病因。它可能与遗传学、脑化学、生活经历、药物使用、产前或出生创伤，或这些因素的联合有关。

遗传学
大约80%的精神分裂症患者有遗传倾向。然而，基因并不是唯一的原因，环境因素和家族史也被认为是相关因素

脑异常
对脑的核磁共振扫描研究显示，精神分裂症患者几个区域的灰质均减少了。这些区域对于情绪调节、决策制订和执行复杂的认知任务非常重要

脑化学
两种脑化学物质——谷氨酸和多巴胺，与精神分裂症有关。多巴胺水平升高可能导致幻觉。谷氨酸水平降低可能引发精神病发作，而谷氨酸的水平增高又会损害脑细胞

环境因素
胎儿受到病毒感染、出生创伤或营养不良都可能是发展成精神分裂症的倾向性因素。环境因素包括遭受极端压力、家庭关系不良或使用可改变思维的药物

成瘾

　　成瘾源于调节奖赏、动机和记忆的脑系统出现慢性功能障碍。一个成瘾的人渴望某种物质或行为，通常在寻求这种物质或行为时不关心追求它的后果。

　　成瘾是指为了获得快感而反复使用某种物质或参与某项活动。其心理和社会症状包括许多行为，如缺乏自我控制、强迫和冒险行为。常见的身体症状是食欲变化、容貌变化、失眠、药物滥用造成的伤害或疾病，以及对成瘾源的耐受性增强，使患者需要服用越来越大的药物剂量或参与越来越多的活动来达到同样的愉悦回报。消除成瘾源会引起患者出汗、颤抖、呕吐和行为改变等反应。

化学快感

　　成瘾会影响脑的结构和功能。当脑释放多巴胺等神经递质时，人们会感到兴奋和愉悦，接着是内啡肽等激素带来的强烈满足感。内啡肽缓解压力和疼痛的方式类似于可卡因等药物。对许多人来说，创造性活动或体力劳动，如演奏乐器或锻炼，可释放足够的神经递质来提供快乐和满足感。然而，对另一些人来说，服用某些毒品、酒精和参与冒险活动，如赌博，在最终损伤和破坏正常的神经递质回路之前，会产生更快、更极端的愉悦感。这样的人工刺激让脑内充满多巴胺，一旦内啡肽被释放，就会产生强烈的满足感。由此产生的"高水平情绪"被海马体记录为一种长期记忆，使人产生重复这种经历的冲动。一旦这种欲望超越了正常的行为和功能，就被归类为成瘾。

　　目前，还不完全清楚人们为什么成瘾，但有证据表明，在某些情况下，基因构成可能是一个因素。毕竟，基因不仅决定了我们对物质的反应，而且决定了当这些物质被撤回时我们会发生什么反应。这也许可以解释为什么有些人比其他人更容易依赖酒精。诊断检查和心理评估可用于某人是否已成瘾的诊断评价。如果确有成瘾，则应将患者转给专业医师进行治疗。

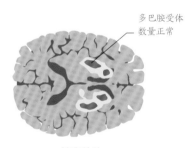

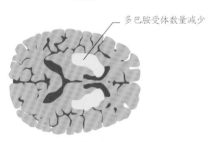

可卡因的使用和多巴胺
使用可卡因会降低神经递质多巴胺受体的可用性。其结果是，随着时间的推移，可卡因使用者必须消耗更多的药物才能获得同样的奖赏。

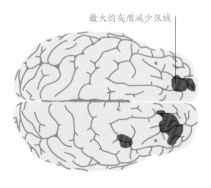

灰质与去氧麻黄碱
使用去氧麻黄碱会使脑额叶皮层等区域的灰质数量减少，导致神经功能下降。

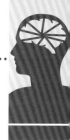

人格障碍

人格障碍（PD）患者表现出持续的不恰当、不灵活或异常的行为，或人际关系有问题。人格障碍有几种类型，从反社会型（BPD）到分裂型，但有些患者可以在没有医疗帮助的情况下生活。

人格障碍体现为一种一致的行为模式，这种行为模式明显偏离了被社会所接受的行为模式。其症状通常在青春期出现，并可能导致患者长期的困扰尤其在处理人际关系和面对某些社交场合方面。人格障碍可大致分为三类：猜疑型、边缘型，以及焦虑型（见下文）。其中每种类型都有自己的症状。例如，一个有猜疑型人格障碍的人通常是反社会的，容易受挫，难以控制愤怒。边缘型人格障碍是一种情绪冲动型人格障碍，与患者的思维方式紊乱、冲动行为和难以控制情绪有关。焦虑型人格障碍包括回避型人格障碍，其特征是自我感觉缺乏信心及对批评和拒绝极度敏感。因此，

患有这种类型人格障碍的人会经历严重的社交焦虑也就不足为奇了。

人格障碍患者的脑

一些人格障碍患者的杏仁核区域会出现异常，杏仁核是边缘系统的一部分，也是人脑中调节恐惧和攻击性的最原始部分。没有过度恐惧人格障碍者与过度恐惧的人格障碍患者相比，后者脑内的杏仁核通常更小。而杏仁核越小，其活跃度似乎越高。此外，在人格障碍患者中，负责控制情绪的海马体通常也更小。

谈话疗法有助于人格障碍患者更好地了解自己的想法、感觉和行为。治疗性社区是一种团体治疗的形式，

75%
的反社会型人格障碍患者为男性

这种治疗可能是有效的，但需要患者高度的配合。在某些情况下，药物也可以用来控制抑郁和焦虑。

人格障碍集群		
集群A：猜疑型 患有这种人格障碍的人往往被认为是古怪或"异乎寻常"的。他们害怕社交场合，在人际关系上也有问题，对他人充满怀疑。有些患者显得冷漠，另一些则比较内向	**集群B：情绪型和冲动型** 这种类型的人格障碍患者以缺乏情绪控制的能力为特征。集群B的患者经常欺负或操纵他人，以自我为中心，容易戏剧性地过度表现，与他人形成紧张但短暂的关系	**集群C：焦虑型** 这是最可怕的人格障碍类型。这种类型人格障碍的患者普遍焦虑、顺从他人，难以独自应对生活。他们往往过于敏感、压抑、极度害羞，或是完美主义者
偏执狂	反社会的	回避型
分裂样	边缘型	依赖型
分裂型	表演型	强迫性
	自恋的	

饮食失调

饮食失调是一种与食物的关系十分极端的心理健康问题。多数病例都是因为对体重和体型过分关注而损害了健康，甚至可能危及生命。

尽管饮食失调可以发生在生命的任何阶段，但通常发生于青少年和年轻的成年人中。最常见的三种类型是神经性厌食症（或简单的厌食症）、神经性贪食症（神经性暴食症）和暴饮暴食症（BED）（见下文）。其诊断包括心理评估和身体检查，如血液检查和测量人的体重指数（BMI）。厌食症总是伴随着体重的减轻，而过低的体重指数通常是其诊断的要点。那些暴食症和暴饮暴食症患者的体重指数通常不低，而且可能稍微超重。饮食失调的症状包括对体重和体型的过度关注，不参加与食物相关的活动，吃得非常少或暴饮暴食后再"清

洗"（自发呕吐），过度使用泻药，以及过度运动。患者可能还有胃部问题，体重与其年龄和身高不匹配，有月经问题或月经中断，牙齿有问题，对寒冷敏感，疲劳或头晕等症状。

某人大量、快速地进食食物，这个过程通常是秘密进行的，这样做时可能会进入一种昏昏欲睡的状态。

当吃东西暂时使紧张、悲伤或愤怒的感觉麻木时，焦虑感就会下降。

暴饮暴食的需求变得迫切，有些人经常为了这种需求购买特殊食物。

低落的情绪又回来了，随之而来的是暴饮暴食。相关的内疚感和羞耻感所带来的自怨自艾和厌恶自己的感觉随之出现。

随着痛苦情绪的增加，对食物的想法变得越来越占主导地位。

焦虑情绪上升，因为吃东西只能短期缓解心理痛苦。然后开始感到抑郁。

潜在因素

饮食失调的原因目前尚不完全清楚，但患者可能有一个家庭成员也存在饮食失调、抑郁、滥用药物或成瘾的情况。社会压力和批评可能也是人们关注饮食习惯、体型或体重的原因之一。与一般职业相比，那些需要保持苗条身材的职业中，如芭蕾舞演员、演员、体育明星或模特，可能有

暴饮暴食的周期
那些有暴饮暴食症的人用食物来麻痹情绪上的痛苦，而不是积极地去寻找其心理原因。这样就形成一个破坏性的循环。

更多的人患有饮食失调症。同时，患者也可能出现焦虑、自卑、完美主义和性虐待。饮食失调的治疗包括营养教育、心理或谈话疗法，以及团体治疗。

饮食失调的类型	
失调	描述
神经性厌食症	主要影响年轻女性。包括通过少吃和过度运动来保持低体重的强迫性欲望
神经性贪食症	这种类型的饮食失调包括暴食和"清空"。患者的体重通常是正常的，但有着严重的负面自我形象
暴食症	患者经常性地过度饮食，通常是有目的地、迅速地、偷偷吃掉食物，之后又会产生强烈的内疚感和羞耻感

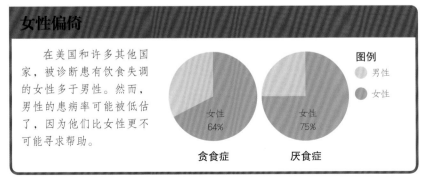

女性偏倚

在美国和许多其他国家，被诊断患有饮食失调的女性多于男性。然而，男性的患病率可能被低估了，因为他们比女性更不可能寻求帮助。

图例
- 男性
- 女性

女性 64%

女性 75%

贪食症　　　厌食症

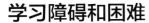

学习障碍和困难

学习障碍是认知能力受损的标志，反映一个人的一般智力（IQ）。学习困难并不会影响智商水平，但会使信息处理更加困难。两者都会影响一个人获得知识、掌握新技能和沟通的方式。

当脑的发育受到某种影响时，无论因为损伤还是遗传异常，都会发生智力或学习障碍。学习障碍的严重程度可从轻度、中度、重度再到极重度。在最严重的情况下，患者独立生活可能都会出现问题。其具体原因包括基因突变（如唐氏综合征）、胎儿头部损伤、母亲的疾病、出生前或出生时脑缺氧，以及童年时期罹患疾病或遭受伤害造成的脑损伤。有些病例则没有明确的原因。学习障碍可能包

括各种各样的症状。

在患有学习障碍的人群中，一些人可以很容易地进行交谈和照顾自己，但对学习新事物则可能比平常人需要更长的时间。而另一些学习障碍者还可能同时存在行动不便、心脏缺陷或癫痫，因而预期寿命更短。患者也可能有相关的学习困难。例如，脑瘫患者可能有认知功能受损和运用障碍，而自闭症患者可能存在严重的发育迟缓问题。

学习困难

区分学习障碍和学习困难是很难

的事。然而，一般来说，学习困难并不影响智力或能力，而是影响脑处理数据的方式。例如，有诵读困难的人，除阅读、写作和拼写困难以外，常常还伴有（儿童）运用障碍，因而其精细运动技能和协调能力都会受到影响。

> ## 学习障碍有多普遍？
>
> 据估计，世界1%～3%的人口存在某种形式的学习障碍，而低收入国家的人受影响最大。

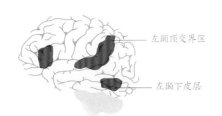

正常阅读者

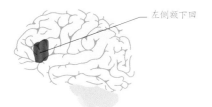

诵读障碍者

诵读障碍者的脑

正常阅读者和诵读障碍者在阅读过程中激活的脑区域差别很大。在诵读障碍者的脑中，只有左前额下回被激活，但这又伴随着右脑半球的活动增加，这就是为什么许多诵读困难症患者具有高度创造力的原因。

一些常见的学习障碍和困难	
名称	描述
诵读困难	学习阅读和/或写作的能力受损。除阅读和拼写能力差以外，诵读困难者在顺序方面也可能存在问题，比如无法分清日期顺序或者难以组织他们的思想
计算障碍	难以处理数字，学习算术概念（如计数），并执行数学计算。计算障碍常与诵读障碍或其他学习困难同时发生
失音症	其字面意思是"缺乏音乐"，有时被称为音乐聋，这种状况意味着即便患者听力正常，也无法识别或再现音乐的音调或节奏
运动协调障碍（发育协调障碍）	由于不能准确地做出熟练的动作，在儿童时期，运动协调障碍者通常先被发现行动"笨拙"。它可能导致患者难以建立空间关系（例如对物体进行定位）
特殊语言障碍	在不存在发育迟缓或听力丧失的情况下，患者语言技能的获得出现了延迟。特殊语言障碍与遗传紧密相关，经常发生在家族中

注意缺陷多动障碍

注意力不集中、多动和冲动是注意缺陷多动障碍（ADHD）的主要症状。它通常出现在儿童早期，但在6～12岁其症状可能增加，并持续到成年。

注意缺陷多动障碍的主要症状包括冲动、注意力不集中、"脾气急"、缺乏组织性、多任务处理困难及极度活跃或不安。虽然注意缺陷障碍者（ADD）也有类似的症状，但其过度活动较少，他们的主要问题是无法集中注意力。注意缺陷多动障碍的症状可以随着年龄的增长而改善，但许多在孩童时期就被诊断出患有多动症的患者在一生中持续受到这些症状的困扰。在工作场所，这种困难往往变得更显而易见，因为员工必须遵守规则。在这种情况下，注意缺陷多动障碍患者的表现可能不如通常预期的那么好。此外，患有注意缺陷多动障碍的人可能还会遇到其他问题，如睡眠和焦虑障碍。

注意缺陷多动障碍的原因是什么？

由于注意缺陷多动障碍是一种表现在家庭成员中的发育问题，研究人员认为这种疾病有一定的遗传基础。如果是遗传缺陷造成的，那么它们很可能是复杂的，涉及不止一个基因。这种情况与母亲在怀孕期间吸烟或饮酒导致的胎儿损伤有关。早产或在幼儿期接触铅等毒素也可能引起注意缺陷多动障碍。患者经常有学习困难，尽管这些困难不一定与智力或能力水平有关。研究显示，与没有注意缺陷多动障碍的人相比，注意缺陷多动障碍者的脑在生物学和结构上存在差异，包括体积更小和血流更少。一些研究表明，注意缺陷多动障碍者的脑中，化学物质如多巴胺可能低于正常水平。

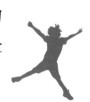

男性被诊断为注意缺陷多动障碍的概率是女性的三倍

注意缺陷多动障碍的症状		
多动症 多动症是指异常或极度活跃的人。一个过度活跃的人通常坐立不安，在学校或工作中容易分心，而且不能一次静止超过几秒钟或几分钟	**注意力不集中** 注意力不集中与注意缺陷多动障碍有关。其定义是缺乏专注、注意不到其他人的需要、无法全神贯注、无法持续关注手头的事情等	**冲动** 冲动的特征是在没有任何预先计划或意识到眼前或未来可能后果的情况下采取行动。冲动可能与情绪状况和身体活动有关，而且似乎是不自觉的行为
坐立不安	专注困难	经常打断他人
持续不安	笨拙	不能与他人交替做事
比别人的讲话声音更大	很容易分心	说话过多
很少或根本没有危险感	组织能力差	行事不过大脑
	健忘	

自闭症谱系障碍

自闭症谱系障碍（ASD）是用来描述一组发育性问题的术语，其特征是沟通和行为困难。"谱系"一词是指患者所经历的各种各样的症状类型及其严重程度。

患有自闭症谱系障碍的人发现自己很难与他人互动和交流。他们的兴趣往往比较有限，常常做出重复的行为。此外，与正常人相比，他们往往或多或少对光、声音或温度更敏感。这使得他们把自己封闭起来。自闭症谱系障碍可发生在任何智力水平的人身上，最常在出生后的头两年被诊断出来。自闭症谱系障碍是一个终生性的疾病。患者的身体症状可能包括重复的身体运动，如来回踱步、摇摆或拍手。

自闭症谱系障碍的症状	
症状	描述
社会交往	由于自闭症谱系障碍者的语言发育受到损害，患者的社会交往也会受到影响。其言语和非言语的社交问题包括理解社会情境、识别社交线索、直率或不恰当的会话互动等方面的困难
重复行为	患有自闭症谱系障碍的人经常进行反复的行为，如拍手、摇晃身体，或可能因持续的咬或骚抓而伤害自己。他们还可以展示身体旋转或其他复杂的身体运动，以及诸如计数或排列物体等
专注于兴趣所在	自闭症患者的思维方式通常是黑白两色的，他们非常专注于其感兴趣或痴迷的特定事物。这些事物可以从旋转物体到收集生日日期或识别飞行路径等
感觉	某些类型的感觉处理问题通常（虽然不总是）与自闭症谱系障碍的诊断有关。受影响的人可能过度敏感或不敏感，并在嗅觉、味觉、视觉、听觉、触觉、平衡觉、眼球运动和身体意识方面出现困难

沟通问题

患有自闭症谱系障碍的儿童可能存在语言障碍，有些患儿开始说话的时间相对较晚。他们的语调可能很平、很快，或者像唱歌一样。大约40%的自闭症谱系障碍儿童根本不会说话，而25%~30%的儿童在婴儿时期会发展出一些语言技能，但在以后的生活中这些技能会丧失。

患有自闭症谱系障碍的高能力成年人可能在学术领域取得成功，但在实践和社交技能方面有困难，例如难以理解社交线索。大多数人看起来比较直率，不会说谎，他们可能会执着地关注生活的某一方面，比如清洁。

社交尴尬通常伴随着社交焦虑。自闭症谱系障碍的其他症状包括对噪声、气味、触摸或光线高度敏感，以及极端的食物偏好。

患有智力残疾的自闭症谱系障碍者可能在其他方面表现出很高的才能，例如有摄影记忆或数字能力；然而，有时这种残疾非常严重，以至于患者无法说出有意义的话，出现自残行为，以及需要日常护理。

自闭症谱系障碍者与正常人脑的比较
患有自闭症谱系障碍的人很难处理面部（表情）。在非自闭症人群中，其脑活动出现在负责识别的颞叶梭状回，而在自闭症患者的脑中却没有这种相应的活动。

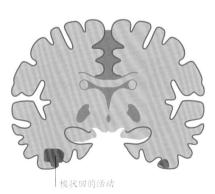

梭状回的活动

正常的脑

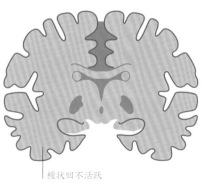

梭状回不活跃

自闭症患者的脑

原著索引

致谢

DK would like to thank the following people for help in preparing this book: Janet Mohun and Claire Gell for helping to plan the contents; Helen Peters for compiling the index; Joy Evatt for proof-reading; and Katy Smith for design assistance.

Senior DTP Designer Harish Aggarwal

Jackets Editorial Coordinator Priyanka Sharma

Managing Jackets Editor Saloni Singh

The publisher would like to thank the following for their kind permission to reproduce or adapt graphs and brain images:

(Key: a-above; b-below/bottom; c-centre; f-far; l-left; r-right; t-top)

46 Data from the American Academy of Sleep Medicine: (bl). **50 PNAS:** Based on Fig. 1 from "A snapshot of the age distribution of psychological well-being in the United States", Arthur A. Stone at al., Proceedings of the National Academy of Sciences Jun 2010, 107 (22) 9985-9990; DOI: 10.1073/pnas.1003744107 (bl). **51 APA:** (Excluding explanatory annotation): Based on Fig. 2 - Longitudinal estimates of age changes in factor scores on six primary mental abilities at the; latent construct level. From "The Course of Adult Intellectual Development" by K. W. Schaie 1994, American Psychologist, 49, pp. 304-313 © 1994 by the American Psychological Association (br). **59 PNAS:** Based on Fig. 2A from "Sex differences in structural connectome", Madhura Ingalhalikar et al., Proceedings of the National Academy of Sciences Jan 2014, 111 (2) 823-828; DOI: 10.1073/pnas.1316909110 (crb). **103 PLoS Biology:** Based on Fig. 4 from "Grasping the Intentions of Others with One's Own Mirror Neuron System", Iacoboni M, Molnar-Szakacs I, Gallese V, Buccino G, Mazziotta JC, Rizzolatti G, Feb 2005 PLoS Biol 3(3):e79. doi:10.1371 / journal.pbio.0030079 (crb).
155 PLoS ONE: Based on Fig. 3A from "Neural Substrates of Interactive Musical Improvisation: An fMRI Study of 'Trading Fours' in Jazz", Gabriel F. Donnay, Summer K. Rankin, Monica Lopez-Gonzalez, Patpong Jiradejvong, Charles J. Limb, Feb 2014 PLoS ONE 9(2): e88665. https://doi.org/10.1371/journal.pone.0088665 (bc).

For further information see:
www.dkimages.com